菏泽医学专科学校实验系列教材

外科手术基本技能训练

主　编　文兆峰　孙全波

副主编　胡广灿　唐立群　殷自振　刘永国　许大勇

编　委　（按姓名汉语拼音排序）

杜文波	菏泽医学专科学校	文兆峰	菏泽医学专科学校
胡广灿	菏泽医学专科学校	武庆杰	菏泽医学专科学校
李海涛	菏泽市牡丹人民医院	武兴汝	菏泽医学专科学校
李忠存	菏泽市牡丹人民医院	校　晗	菏泽医学专科学校
刘　岳	菏泽医学专科学校	许大勇	河南中医药大学第二附属医院
刘永国	菏泽市牡丹人民医院	殷自振	菏泽医学专科学校
苗　磊	菏泽医学专科学校	张金刚	菏泽市牡丹人民医院
庞永冰	菏泽医学专科学校	赵　宇	菏泽医学专科学校
孙全波	菏泽医学专科学校	钟国栋	菏泽医学专科学校
唐立群	菏泽医学专科学校	周　建	菏泽市牡丹人民医院
王　栋	菏泽医学专科学校	朱以海	菏泽医学专科学校
王　军	菏泽医学专科学校		

U0309168

北京大学医学出版社

WAIKE SHOUSHU JIBEN JINENG XUNLIAN

图书在版编目（CIP）数据

外科手术基本技能训练 / 文兆峰，孙全波主编. ——
北京：北京大学医学出版社，2017. 11
菏泽医学专科学校实验系列教材
ISBN 978-7-5659-1702-8

Ⅰ. ①外…　Ⅱ. ①文… ②孙…　Ⅲ. ①外科手术 – 医
学院校 – 教材　Ⅳ. ① R61

中国版本图书馆 CIP 数据核字（2017）第 262041 号

外科手术基本技能训练

主　　编：文兆峰　孙全波
出版发行：北京大学医学出版社
地　　址：（100191）北京市海淀区学院路 38 号　北京大学医学部院内
电　　话：发行部 010-82802230；图书邮购 010-82802495
网　　址：http：//www.pumpress.com.cn
E - m a i l：booksale@bjmu.edu.cn
印　　刷：莱芜市圣龙印务有限责任公司
经　　销：新华书店
责任编辑：靳新强　　责任校对：金彤文　　责任印制：李　啸
开　　本：787mm×1092mm　1/16　印张：13.25　字数：339 千字
版　　次：2017 年 11 月第 1 版　2017 年 11 月第 1 次印刷
书　　号：ISBN 978-7-5659-1702-8
定　　价：26.00 元

菏泽医学专科学校实验系列教材

建设指导委员会

主 任 委 员　于洲声

副主任委员　孔晓霞

委　　　员　袁志勇　周长文　刘心臣　李　琳　吴晓露

编写组织委员会

主 任 委 员　李　琳

副主任委员　蒋继国

委　　　员　（按姓氏笔画排序）

王　旭　田　健　刘观昌　赵文星　晁　青　高尚举

前　言

　　虽然各种医疗新技术不断涌现，微创技术也不断发展，但传统的开放手术仍然是治疗外科疾病必不可少的重要手段。外科除注重基本理论的学习外，更注重基本技能的学习与训练。外科基本操作是组成外科治疗的基石，一个不懂得外科基本操作的医师永远不能称为外科医师。外科基本操作包括无菌、麻醉、切开、缝合、止血、结扎、引流、换药、包扎等技术。这些技术均离不开外科医师的动手能力。随着时代的进展和科技的进步，外科新技术与新设备不断涌现和更新，外科基础知识和基本技能不仅不能削弱，相反，这些最基本的概念和技能更应加强。为培养和锻炼合格的外科技术人员，编写一本适合医学生学习使用的、系统的有关手术操作方面的教材是非常必要的。我们曾组织编写了《外科手术与基本操作》《外科学实训教程》等书，但随着科学技术的不断发展，有些内容已经跟不上时代的步伐。因此，我们重新组织编写了本教材。本书是根据教学大纲和医疗实践的需要，由骨干教师对外科实践教学进行改革编写而成，目的是培养学生掌握外科手术基本知识、基本理论和基本技能。参加本书编写的人员都是长期从事外科学教学与临床一线工作的专家和教师，并邀请河南中医药大学第二附属医院的许大勇，菏泽市牡丹人民医院的周建、刘永国、李海涛等临床医生参与编写。本书具有图文并茂、由浅入深、简明实用的特点。全书包括总论、动物手术、临床手术与技能三个部分，共二十九章，新增加了六步洗手法、新外科手卫生、2015 版心肺复苏及执业医师临床实践相关技能。旨在通过对这些内容系统的学习和正规训练，使学生对无菌观念有较深入的理解，学会正确使用手术中的常用器械，较熟练地掌握规范的外科基本操作以及这些操作本身所蕴含的医学原理，并了解外科临床常见手术的操作步骤，为同学们日后的临床学习和工作打下良好的基础。

　　受编者的临床经验和教学水平所限，书中疏漏之处在所难免，恳请使用本书的各位师生在教学过程中及时提出宝贵意见，予以批评指正，以便今后修订时进一步完善。

编者

2017 年 5 月

目　　录

第一部分　总　论

第一章　手术学概论

第一节　手术学基本概念

外科手术学（operation surgery）是研究外科手术技能、方法、适应证、禁忌证和手术前后处理的一门学科。它是外科学的重要内容和特征，与局部解剖学、麻醉学等有着密切关系。

手术（operation）是运用手技和（或）器械在机体组织或（和）器官上进行的一种以治疗为主要目的的操作技能，是外科治疗的重要方法，在明确诊断的前提下，正确地施行手术，常能在较短时间内获得满意的治疗效果。

一、手术目的

1. 治疗性　这是手术的主要目的，通过手术切除病变、矫正畸形、修复组织和器官，恢复其正常的结构及功能，以及植入组织或器官等以达到解除患者病痛、治愈疾病、恢复健康、重建功能的目的。

2. 诊断性　手术的目的是为了明确诊断，以便于治疗，如剖腹探查术、活体组织检查术、各种内镜检查术等。

3. 美容性　随着社会发展和生活水平不断的提高，世人对自己的容貌更加关注。所以，以美容为目的各种手术发展颇快，例如重睑（双眼皮）术、面部皱纹拉平术、隆鼻术及隆乳术等。有的已建立了专门的美容外科或整形外科。

4. 实验性　科学研究或教学需要进行的各种动物实验手术。手术对象常为猴、家犬、家鼠、大白鼠、猪、羊、兔等。

二、手术分类

外科手术分类方法很多，也很复杂，有些至今意见尚不一致。现将常用的分类归纳如下：

（一）根据病情急缓分类

按对手术实施时间的要求可分为：

1. 择期手术　患者病情允许手术前有较充分的时间做准备，达到手术的基本要求或标准体质条件，选择最佳时机施行手术者为择期手术。最佳手术时机的确定，是要根据医生的诊断，手术部位、范围和大小，患者的机体状况，手术对患者的影响和危险性，以及充分准备所必需的时间等因素来综合考虑。如甲状腺功能亢进的患者，术前要行正规的药物治疗，使基础代谢率接近正常，循环功能改善，腺体缩小变硬后，才能实施甲状腺次全切除术。

2．限期手术　患者病情允许术前有适当的准备时间，但有一定限度，需在尽快完成比较充分的准备后及早手术者。如各种恶性肿瘤的根治手术。

3．急症手术　是指病情紧迫，经医生评估后认为需要在最短的时间内手术。否则就有生命危险的手术。急症手术常用于某些创伤和外科急腹症的治疗。如外伤性脾、肝破裂，绞窄性肠梗阻，化脓性阑尾炎，胃十二指肠溃疡急性穿孔等。

4．特急手术　是指由于病情危重累及生命而需要进行紧急手术抢救的手术，如危及母子安全的产科急症、严重的肝脾损伤、严重的颅脑损伤、严重的开放性心胸外伤、气管异物、大血管破裂等。

（二）根据手术难度共分为四级

1．一级手术　技术难度较低、手术过程简单、风险度较小的各种手术。

2．二级手术　技术难度一般、手术过程不复杂、风险度中等的各种手术。

3．三级手术　技术难度较大、手术过程较复杂、风险度较大的各种手术。

4．四级手术　技术难度大、手术过程复杂、风险度大的各种手术。

（三）根据手术治疗作用分类

1．根治术　根治术一词，主要是对治疗恶性肿瘤的手术而言，手术切除原发恶性肿瘤病灶，并包括其周围一定范围的正常组织和引流区的区域淋巴结等，具有彻底或较彻底的治疗作用，远期效果好。如乳腺癌根治术和胃癌根治术等。

2．改良根治术　对根治术改良后的手术方法，称改良根治术。其特点是：既彻底切除原发恶性肿瘤病灶，又适当缩小或扩大手术切除范围。故提出这种手术方法的依据是：①对恶性肿瘤生物学特性和机体癌肿免疫功能的深入研究，发现其治愈率的高低不完全取决于手术切除范围的大小和切除组织的多少。因为手术实难将患者体内所有的恶性肿瘤细胞全部、彻底切除。如乳腺癌的预后，除与手术有关以外，与原发癌周围淋巴结浸润和局部淋巴组织增生程度（机体癌肿免疫反应）有明显的平行关系。由此可见，手术虽是恶性肿瘤（特别是早期）首选的治疗方法，但它毕竟是其综合治疗中的一个部分。②缩小手术切除范围，保留某些正常组织、器官，可减少手术创伤，有利于患者术后康复和保留某些功能，提高术后生活质量。术后采用综合治疗并不影响远期疗效，例如适用于第一、第二期乳腺癌的改良根治术，就是切除全乳（包括原发病灶）和同侧腋窝淋巴结而保留胸大、小肌，术后采用抗癌药物和放射治疗，效果良好。

3．姑息性手术　这是对晚期或已有远处转移的恶性肿瘤患者常施行的一种手术方法。此时原发恶性肿瘤病灶已不可能被切除，手术的目的只是为了减轻症状，缓解病痛，供给营养，延长生命。如晚期直肠癌施行的乙状结肠造瘘术，晚期胃癌为解除幽门梗阻施行胃空肠吻合术。

（四）根据手术无菌程度和术中有无污染分类

1．Ⅰ类切口（清洁手术）　手术不涉及炎症区，不涉及呼吸道、消化道及泌尿生殖道等人体与外界相通的器官。

2．Ⅱ类切口（清洁 - 污染手术） 上、下呼吸道，上、下消化道，泌尿生殖道手术，或经以上器官的手术，如经口咽部手术、胆道手术、子宫全切除术、经直肠前列腺手术，以及开放性骨折或创伤手术等。

3．Ⅲ类切口（污染手术） 造成手术部位严重污染的手术，包括：手术涉及急性炎症但未化脓区域；胃肠道内容物有明显溢出污染；新鲜开放性创伤但未经及时扩创；无菌技术有明显缺陷如开胸心脏按压者。

4．Ⅳ类切口（污染 - 感染手术） 有失活组织的陈旧创伤手术；已有临床感染或脏器穿孔的手术。

（五）根据手术治疗全过程的时限分类

1．一期手术 凡是手术治疗全过程一次完成者，称一期手术。绝大多数外科手术均属此类。例如甲状腺腺瘤切除术等。

2．二期手术 根据病变性质、手术方式及目的和患者对手术的耐受性等因素，整个手术治疗过程需分二次完成者，称二期手术。例如左侧结肠癌并发急性肠梗阻，患者情况差，需要先在梗阻部位近侧做结肠造瘘术，待患者情况改善，肠道经过充分准备后再行根治性手术。又如尿道下裂的修复手术，常需分二期完成。

3．多期手术 手术治疗全过程需要三次或三次以上方能完成者，称多期手术。例如阴茎再造术（Gilles 手术）需分四期始能完成，大面积烧伤创面植皮术需分多次才能完成。

（六）根据手术方式的特征分类

此法分类又有不同的名称，临床上常用的有：

1．切开术 主要是指对空腔脏器的切开手术，结束时仍需缝合，例如膀胱切开取石术等。少数手术切开后不予缝合，亦称切开术，如脓肿切开引流术。

2．切断术 为了治疗的需要而将组织切断不予缝合的手术称切断术。例如为治疗溃疡病施行的高选择性迷走神经切断术及治疗先天性幽门肥厚施行的幽门环切术。

3．切除术 将组织或（和）器官的病变切除，以及为了达到某种手术目的切除部分非病变组织或器官的手术称切除术，例如肾切除术、胃大部切除等。

4．摘除术 摘除术是较老的名称，已被切除术所替代，如脾摘除术现称脾切除术。目前摘除术通常是对某些腺体、小的良性肿瘤或血栓、死骨的摘除手术而言，例如胸腺摘除术、死骨摘除术等。

5．吻合术 将两个空腔脏器之间缝合，形成一个永久性通道的手术称吻合术。常用的有：胃肠吻合术、血管吻合术和输精管吻合术等。有的吻合术尚需表明吻合形式，例如端端吻合术、端侧吻合术和空肠"Y"型吻合术（Roux-en-Y 吻合术）等。

6．结扎术 结扎术是手术过程中不可缺少的基本操作，如出血点的结扎等。但目前结扎术一词常用于对某些组织或器官结扎的手术而言，例如输精管结扎术、疝囊高位结扎术等。

7．造口术（造瘘术） 为了治疗需要而将空腔脏器一部分做成开口于腹壁的瘘口的手术称造口术。例如肠造口术就是将某部分肠袢的开口做在腹壁上。消化道与泌尿道均可施行造口术。它可以是临时性的、也可以是永久性的。

8．引流术 为了治疗的需要，应用手术或插管技术，将体腔、器官或组织腔洞中的内容物（如积气、血、脓或胆汁、胃肠道液体及其他液体等）通畅地引流出来的方法称引流术。按照引流的方式可区分为：①外引流术。用途广，简便易行。例如胸腔封闭式引流术、腹腔引流术、脓肿切开引流术、胃肠减压术、手术切口负压引流以及经皮穿刺胆道插管引流术等。②内引流术。如为引流胆汁而施行的胆管空肠吻合术等。

9．复位术 应用手法或（和）手术恢复或基本恢复组织、器官的正常解剖位置从而使伤病得到治愈的方法称复位术。例如骨折的闭合整复术或切开整复术、关节脱位的复位术和剖腹施行肠套叠复位术等。

10．分流术（旁路术，短路术） 将两个不同系统的血管（静脉与静脉、动脉与静脉、动脉与动脉）吻合起来，使血液由压力高的一侧流入压力低的一侧、从而达到使前者压力降低或者是为缺血组织、器官供血的手术称分流术。由于血流可经较直接的径路流入另一系统，故又有旁路术、短路术之称。治疗门静脉高压症的分流术是医疗中最常见的一种分流式式，它是利用门静脉系统血管的一支（脾静脉、肠系膜上静脉或者门静脉）与下腔静脉系统的血管（肾静脉或下腔静脉）吻合，压力高的门静脉血部分或大部分直接分流入压力低的下腔静脉系统内（统称门体分流术），因而使门静脉系统压力降低。又如颅外－颅内血管吻合术，对治疗闭塞性脑血管病有良好效果。它是将颅外的头皮动脉（颞浅动脉、耳后动脉或枕动脉）与颅内大脑中动脉的皮质支吻合，以增加大脑皮质的供血量。

11．清除术（清扫术、廓清术） 清除术是恶性肿瘤根治术的一个重要部分，不单独应用。提出这种术式的依据是：淋巴转移是恶性肿瘤细胞扩散的重要途径之一，它可经淋巴引流由近到远扩散到各级淋巴结。但也可越级扩散，或因癌肿阻碍顺行的淋巴扩散，而出现逆向转移。因此，在行根治术切除原发病灶的同时，还必须将受累区域的淋巴结彻底清除，其彻底程度形同清扫或廓清，故有清扫或廓清术之称。根据手术的要求，可区分为选择性清除术和预防性清除术。

12．移植术 将人体正常的细胞、组织或器官移植到自己体内或另一个体的某一体位，以达到治疗疾病的手术，称移植术。按照移植组织或器官的生物学差异，可区分为自体组织移植、同种异体组织移植和异种（动物）组织移植。移植术多用于器官移植专业、矫形外科和整复外科，例如肾移植术、肝移植术、胰岛移植术等。

第二节　手术创伤的病理变化及其对机体的影响

手术对机体而言毕竟是一种创伤，可引起机体相应的病理变化。这种变化可分局部和全身两个方面，其本质是属于机体的防御反应，以利于修复组织、器官和维持内环境的稳定。然而，它又存在着对机体不利的影响。通常较小的、表浅部位的手术，主要是局部反应。而范围广大特别是涉及内脏的手术，不仅产生局部反应，而且也引起全身反应。

一、局部反应

表现为创伤性炎症。其原因是组胺、5-羟色胺、缓激肽，前列腺素（PG）等血管介质引起的血管反应。近年来研究发现花生四烯酸系统在此过程中占有重要地位。创伤性炎症对切口愈合有利，纤维蛋白原渗入切口间隙后，变为纤维蛋白，可填充裂隙和作为细胞增生的网架；中性粒细胞能对抗侵入切口内的细菌；单核巨噬细胞有清除颗粒、增强免疫监视等作用，但是创伤性炎症反应强烈或广泛时又不利于切口的愈合。

二、全身反应

手术和麻醉过程产生的各种刺激，可引起神经-内分泌系统的应激反应，表现为：①下丘脑-垂体系统（轴）兴奋，促肾上腺皮质激素（ACTH）、抗利尿激素（ADH）、生长激素（GH）等释出增多，而 ACTH 增多又促使肾上腺皮质激素释出增多。②交感神经肾上腺髓质系统则释出多量的儿茶酚胺等。此外，有效循环血量减少，可促使醛固酮释出增多；贫血可使促红细胞生成素增多。上述变化，势必对组织器官的功能和机体代谢产生影响。

（一）对神经系统的影响

儿茶酚胺对脑血管的影响较小。但手术和麻醉过程中若引起脑缺氧，脑组织就会发生微循环障碍，从而患者出现烦躁、谵妄等。手术的机械性刺激、组织器官的牵拉反应、温度和湿度的改变等因素对周围神经也会产生相应的影响，如某些腹腔手术治疗引起交感神经兴奋，胃肠道功能受到抑制，术后患者可出现腹胀，甚至肠麻痹；肛门或会阴部手术后，因切口疼痛引起膀胱和后尿道括约肌反射性痉挛，患者出现尿潴留。

（二）对循环系统的影响

手术时由于肾上腺素、去甲肾上腺素等增多，可导致患者心率增快，心肌收缩加强，皮肤、肾、胃肠等血管收缩。但心、脑、肺尚能保持血液灌流，血压也可正常或接近正常。若手术范围大、时间长、创伤重、失血、失液量多，则引起患者有效循环血量减少，血压下降甚至休克等。再者，麻醉或手术过程中牵拉内脏而产生的血管舒缩反射（vasomotor reflex）也能引起患者血压下降，并有缺血、缺氧改变。

（三）对呼吸系统的影响

一方面，手术可使机体耗氧量增加，另一方面，手术引起儿茶酚胺等血管活性物质释出增多，可导致肺动脉压增高，血管壁通透性增高，发生换气与血液灌流比例失常，动脉血氧分压降低。为了获取氧，故出现呼吸加深加快。再者，手术和麻醉过程中，若发生呼吸道阻塞或（和）肺活量降低，就会导致患者呼吸功能降低、直接影响氧和二氧化碳的交换，产生缺氧和继发呼吸性酸中毒。因此，手术中一定要保持呼吸道通畅和及时供氧。

（四）对消化系统的影响

手术和麻醉过程中的各种刺激，可引起消化系统功能降低，尤其是腹腔内手术最易发生这种改变。主要是自主神经系统功能失调，交感神经相对兴奋，副交感神经相对抑制。胃肠道和其他消化器官的动力功能、分泌功能和吸收功能均降低。患者出现食欲缺乏、腹胀、便秘甚至肠麻痹、胃扩张等。

（五）对泌尿系统的影响

主要是肾泌尿功能和膀胱排尿功能的变化，其原因为抗利尿激（ADH）释放增多，肾小管回吸收较多的水分，加之手术中失液、失血等因素，故尿量减少。醛固酮释出增多，肾保钠、排钾，可发生低钾血症。由于手术或麻醉的影响，患者可出现尿潴留等。

（六）对机体代谢的影响

1. 手术创伤对机体代谢的影响　正常成人每日需要能量 7535kJ（1800kcal），手术创伤可引起高代谢和分解代谢加速。其程度与手术创伤的大小成正比。通常能量需求增加 20% ~ 50%；但胰岛素反应不足，利用葡萄糖的能力降低。此时，即使大量补给葡萄糖，机体仍需依赖蛋白质分解以提供能源。故蛋白质分解加速、出现氮的负平衡。例如无并发症的胃大部切除术后，患者尿氮可由 4g/d 增至 20g/d，持续 8 ~ 10 天，表示每日损失蛋白质 120g。约相当于肌肉 500g。所以，此类患者的体重术后常比术前减轻5kg 以上。至于创伤小的手术，如跟腱延长术、腹股沟斜疝修补术等，对机体代谢的影响较小。

2. 手术后禁食对机体代谢的影响　正常人所需要的能量，是由食物供给，若手术后禁食或进食量明显减少时，机体代谢虽有所降低但仍需消耗能量。此时，机体只能动用自身的能量贮备物，但体内的碳水化合物贮备仅约 500g（肝糖原约 200g，肌糖原约300g）。由于脑神经组织、红细胞和肾髓质所需要的能量几乎都是由葡萄糖供给，禁食24 小时后，肝糖原即消耗殆尽，肌糖原又仅供为肌肉所利用，而且体内又没有单纯作为能源贮备的蛋白质，于是蛋白质的糖异生成为体内葡萄糖的来源。每日消耗蛋白质 75g，尿氮亦相应增多。脂肪虽是机体最大的能源贮备，由于机体利用脂肪作为能源，需要一个过程，只有当禁食时间延长，脑组织等逐渐适应于氧化酮体以取代葡萄糖作为能量来源时，蛋白质的糖异生作用才能减少。体内蛋白质的消耗，对机体的结构和功能都会产生不利影响，如出现体重下降、肌肉无力、抵抗力减弱和组织修复能力降低等。因此在禁食早期，每日静脉补给葡萄糖 100g，供给的热量虽然很有限，仅为 1570kJ（375kcal），但能明显减少蛋白质的糖异生，使蛋白质的消耗相应减少，尿氮排出量减至 2 ~ 5g/d。补给葡萄糖，还能防止脂肪代谢所产生的酮症。

第三节　手术人员分工、职责、位置及器械、敷料的传递

手术医生一般有手术者、第一助手和第二助手，重大手术还有第三助手。第二助手或第三助手常由进修医师或实习医师担任。

一、手术人员分工及职责

（一）手术者职责

1. 术前通过对病情的充分了解，制订详细周全的手术治疗方案。指导下级医师充

分做好各项术前准备。

2．手术开始前负责核对患者及手术部位，应检查术中需要的特殊器械是否备齐。具体组织、指挥全部手术过程和完成主要手术步骤，以高度的职业道德和责任感，努力求得预期的手术效果和患者的安全。

3．手术中遇到紧急情况，应与麻醉师共同商定处理方法，并及时执行。如有疑难，应及时向上级医师报告或请上级医师上手术台共同处理。

4．在不影响手术及不违背保护性医疗制度的前提下，可对下级医师及参观人员扼要说明手术情况。对实习医师应有计划、有目的地进行讲解。

5．在不影响手术和患者的前提下，有责任指导下级医师完成一些手术步骤，以逐步提高下级医师的手术技术。

6．缝合手术切口前，应在器械护士、巡回护士清点纱布、器械无误后，方可结束手术。否则应重新清理伤口，直到查点无误为止。

7．术后指导第一助手开写医嘱。术后检查患者情况，向有关医护人员交代注意事项。24小时内完成手术记录。

8．手术者往往接受上级医师委托，完成手术后，及时报告上级医师术中术后进展、意外和处理。

（二）第一助手职责

1．参与制订手术方案，在手术者指导下完成各项术前准备工作。

2．负责将所需药品、X线片带入手术室内，协助手术者核对患者与手术部位，检查患者体位。

3．带领其他助手先于手术者20分钟刷手，进行手术区皮肤的消毒和铺无菌单。

4．熟悉整个手术过程，帮助手术者进行手术区的显露、止血、结扎、缝合等工作，或在手术者指导下手术，手术中可及时向手术者提供意见和提醒手术者疏漏的事项。如手术者有特殊情况提前下台，第一助手应负责清点纱布、器械无误。术后负责伤口敷料的包扎。

5．在手术开始和结束阶段，在手术情况允许的前提下，可指导进修医师或实习医师进行一些皮肤切开、止血、结扎、缝合等基本手术操作技术。

6．术后检查患者情况，书写术后医嘱及病理检查单。回病房及时写首次术后记录。

（三）第二助手职责

1．应熟悉手术步骤，配合手术者，负责显露手术野、拉钩、吸引、蘸血、剪线以及维持患者体位及肢体位置等工作。

2．在手术开始和结束阶段，在上级医师指导下做一些切开、结扎、缝合等基本技术操作。

3．术后协助第一助手包扎伤口，维持术后体位或肢体位置以及引流器具等。协助麻醉师护送患者回病房，向当班护士交代病情及注意事项。

（四）实习医师职责

1．实习医师在手术中一般担任第二助手，在重大手术中可担任第三助手。具体职责与前面的第二助手职责相同。

2．为完成教学大纲所规定的教学任务，在浅表肿瘤切除术、阑尾切除术、疝修补术、大隐静脉高位结扎术、膀胱切开取石术、常见骨折内固定术及胸腔闭式引流术等手术中，实习医师在上级医师指导下完成切开、结扎、缝合等基本手术操作，并逐步完成主要手术操作步骤。

二、手术人员位置及器械、敷料的传递

手术人员所采取的位置，取决于手术部位和患者体位。一般上腹部手术时，手术者在患者的右侧，第一助手在对面，第二助手在手术者的同侧左手位，第三助手在第一助手的左手位。下腹部手术时，手术者在患者的左侧，第一助手仍在对侧，第二助手在手术者的右手位。

手术人员进行手术时，多为站立位。在特殊手术区如头部、肛门、会阴、肢体等处可采取坐位。

在手术中需要更换位置时，要严格遵守无菌原则。第二助手与手术者交换位置时，助手应退后一步，并向后转位，与手术者背对背交换位置。如向对侧换位，不能绕过麻醉桌侧，而应绕过器械桌侧，面对无菌器械桌，注意不要碰撞他人及有菌物品。手术人员在手术进行中，如非必要，不要更换位置，不经上级医师同意不许擅自离开手术台。

手术中器械和敷料传递应严格施行无菌要求，各手术人员应熟练配合，动作准确、迅速。要保持手术区的整洁。手术者和助手一般不需自己捡取器械。手术者伸手后，由器械护士负责递送器械到术者或助手的手上。用完后要放在离开伤口而靠近器械台的地方，由器械护士负责清洁整理。助手不可随意伸臂横过手术区取器械或敷料，也不允许手术人员的背后传递。助手应从手术者手臂下接取器械和敷料。器械或敷料传递不应高于胸部，也不应低于手术台平面，如器械或敷料失落手术台平面以下或高过口罩高度应视为污染，不准取回再用。如器械必须继续使用则应重新消毒。

第四节　常用手术体位

手术时患者的体位选择十分重要，要根据病变部位和手术方式确定，通常要遵循以下基本原则：①患者安全舒适，骨突部位要垫海绵垫或其他软垫防止压迫性损伤。②要利于充分显露手术部位，便于手术操作。③保持呼吸道通畅，呼吸运动不可受限。④重要的神经、血管不能受压，保持静脉回流良好。肢体固定时要加软衬垫，束缚不可过紧。

一、仰卧位

仰卧位为最常用的体位，适用于腹部手术、身体腹侧面的一般手术和某些胸部手术（图1-1）。

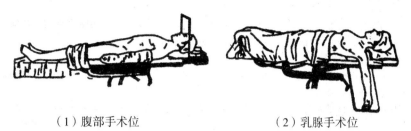

（1）腹部手术位 （2）乳腺手术位

图 1-1 仰卧位

（一）方法

手术台平置，患者仰卧，两上肢用中单固定于体侧，或是根据手术需要外展固定于托板上，头下置软垫，膝下垫小软枕。双膝用压腿带约束固定，麻醉架（头架）固定于下颌平面。若行肝、胆、胰或门腔静脉分流术，应于右侧背部肋下用软枕垫高，或是将手术台胆道手术桥摇起，使右上腹抬高，利于手术区的显露。手术结束，关闭腹腔前，去除软枕，或将胆道手术桥摇平。脾切除术、脾肾静脉分流术，则于左侧背部肋下脾区用软枕垫高。乳腺癌根治术及某些胸部手术，应于患侧肩胛下垫以软枕，上肢伸直外展，固定于托板上。

（二）注意事项

1. 上肢需外展时，切勿过度外展、外旋，以免引起臂丛神经麻痹。托手板应与手术台平齐。

2.5 岁以下幼儿做腹部手术时、可仰卧于"大"字形木板上，然后固定于手术台上。

二、侧卧位

适用于胸部、肾、脊柱手术（图 1-2）。

（一）方法

患者侧卧，患侧骨盆部用支架或沙袋加宽约束带固定，健侧腋下肩胛部垫以长而窄的软枕。健侧下肢稍向后伸直，或屈髋屈膝位，患侧下肢向前屈曲 30°角或是伸直，两膝间（或两腿间）垫软枕，用压腿带固定。双臂平伸与躯干垂直，下侧手臂固定于托手板，上侧手臂则固定在托手支架上，头下置软枕或头圈。肾手术，手术台的肾桥应正对

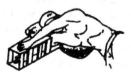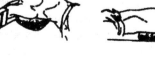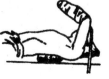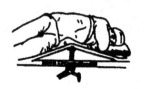

（1）90° 位 （2）45° 胸腹联合切口 （3）肾手术位

图 1-2 侧卧位

肋缘最低点与髂嵴之间，手术前将肾桥摇起，以利手术区的暴露。

（二）注意事项

1．应确认病侧位置，病侧向上。严防因位置错误而造成手术事故。

2．使用金属支架时，应先衬以软垫，以免压迫肢体。若应用沙袋固定时，一定要以不妨碍手术操作和不影响患者呼吸为原则。

3．上肢固定，不能受压或过度外展、外旋。腕部应平置或稍低垂。

三、颈仰卧位

适用于颈前手术，如甲状腺手术、气管切开术等（图1-3）。

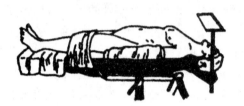 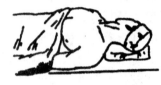

（1）甲状腺手术位　　　　　　　（2）颈部其他手术位

图1-3　颈仰卧位

1．半卧位　手术台头侧抬高60°角，颈后垫以长圆软枕，使颈后仰；腘窝及腰部垫软枕，使患者舒适并可防止体位下坠；两上肢平放于体侧，用中单固定；膝部用压腿带固定。

2．平卧位　患者仰卧，头部抬高10°～20°角，颈后、肩部垫长圆软枕，据手术需要，颈部做不同程度的后仰。两上肢平放于体侧，用中单固定；膝部用压腿带固定；距头上7cm平颅置升降台，注意旋紧螺丝固定，以防下跌。

四、俯卧位

适用于脊柱、背部其他手术和臀部手术（图1-4）。

（一）方法

患者俯卧，分别于胸部两侧（即侧肩锁部）、两侧髋部、耻骨部、脚背部垫以软枕使腹部悬空；下肢用压腿带固定；头转向一侧并垫以软枕；两臂半屈，置头旁；或将手臂平伸于体侧。

（二）注意事项

脸向下时，头部软枕应移至颈部，胸部软枕切勿压迫气管，耻骨部软枕切勿压迫腹部，以免妨碍呼吸。

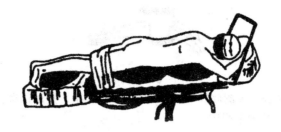

图 1-4 俯卧位

五、会阴手术位

适用于会阴部、肛门手术（图 1-5）。方法为：

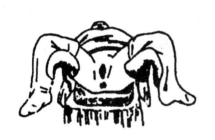

（1）膀胱截石位

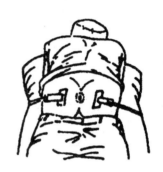

（2）肛门手术位

图 1-5 会阴手术位

1．膀胱截石位　患者仰卧，臀部移至手术台尾侧分节处，两腿屈曲，分别用吊腿架托起，分开固定，将手术台尾侧拆下，使臀部露出手术台之外，必要时手术台头侧稍高，两手平放于体侧，以中单固定。腘窝处应垫以软垫，以防神经、血管受压。

2．肛门手术休位　患者俯卧，髂嵴平面对准手术台尾侧分节处，耻骨下、脚背部均垫以软枕，在腘窝处用压腿带束缚固定；两臂半屈置于头旁；将手术台头、尾侧都曲折 30°，显露臀部，可于臀部两侧贴胶布一块，再用长胶布向外侧牵引固定于手术台上，使肛门部显露得更加清楚。另外，肛门手术也可采用胸膝卧位，但不宜用于高龄、体弱的患者或手术时间长的手术。

六、头低仰卧位

适于妇科、其他盆腔和下腹部手术（图 1-6）。

（一）方法

患者仰卧，头侧放低 30° 角，两肩部加肩托，并加以海绵或棉花垫保护；臀部垫以

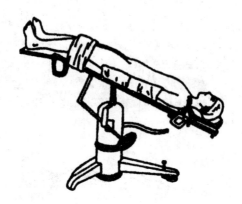

图 1-6　头低仰卧位

小软枕；双膝用压腿带固定。

（二）注意事项

头低仰卧位的目的是使小肠、大网膜等借体位移至上腹部，便于盆腔内脏手术。缺点是膈肌受压，影响呼吸，应重视适当调节头低的角度。

七、坐位

1．鼻咽部手术体位　患者坐于手术椅或手术台上（事先将手术台头侧摇起 80°角），头后仰，头枕部两侧固定于托架，背向后靠，双手扶在手术椅（台）两侧。

2．胸部手术　如肺松解术、胸腔闭式引流术等，方法同上，但稍向健侧卧。

第五节　手术切口分类与愈合

一、手术切口分类与愈合分级

（一）手术切口可分四类

仅用于初期完全缝合的切口：

1．Ⅰ类切口（清洁手术）：手术不涉及炎症区，不涉及呼吸道、消化道及泌尿生殖道等人体与外界相通的器官。

2．Ⅱ类切口（清洁 - 污染手术）：上、下呼吸道，上、下消化道，泌尿生殖道手术，或经以上器官的手术，如经口咽部手术、胆道手术、子宫全切除术、经直肠前列腺手术，以及开放性骨折或创伤手术等。

3．Ⅲ类切口（污染手术）：造成手术部位严重污染的手术，包括：手术涉及急性炎症但未化脓区域；胃肠道内容物有明显溢出污染；新鲜开放性创伤但未经及时扩创；无菌技术有明显缺陷如开胸、心脏按压者。

4．Ⅳ类切口（污染 - 感染手术）：有失活组织的陈旧创伤手术；已有临床感染或脏器穿孔的手术。

（二）切口愈合可分三级

1．甲级愈合　用"甲"字代表，是指愈合优良，没有不良反应的初期愈合。

2．乙级愈合　用"乙"字代表，是指愈合欠佳的愈合，愈合时有炎症反应，如红肿、硬结或血肿、积液。

3．丙级愈合　用"丙"字代表，是指切口化脓，需开放引流及换药才能愈合。

（三）应用举例

患者出院时，应按上述分类和愈合分级标准，将手术切口愈合情况正确记录于住院病历的首页，以利于统计分析，评价手术无菌技术，如实反映医疗质量，例如：甲状腺大部切除术后，切口愈合优良属无菌甲级愈合则记录为Ⅰ/甲，胃大部切除术后，切口曾发生红肿、硬结，但完全吸收而愈合，属清洁 - 污染切口乙级愈合，可记录为Ⅱ/乙。

二、切口愈合与拆线时间

手术切口缝合后，裂隙极小，皮肤边缘对合良好，绝大多数均可获得一期愈合。其愈合的基本方式是由增生的细胞与细胞间质充填和连接切口裂隙，上皮迅速生长而愈合，愈合后只留有与切口形状相一致的线形瘢痕，患处功能良好。此时应及时拆除切口缝线。拆线的具体时间，视患者的全身营养状况、手术部位的血液循环和组织张力等因素而定。一般而言，头、面、颈部血液循环丰富，可于术后 4～5 天拆线；胸部、上腹部 7～9 日；下腹部、会阴部 6～7 日；背部、臀部 9～10 日；四肢 10～12 日（近关节部位可适当延长），减张缝合线 14 日。高龄或营养不良的患者拆线时间宜适当延长。为防止切口裂开，到预定拆线时间，可先行间隔拆线，待 1～2 日后再拆除其余缝线。

三、影响切口愈合的不利因素

凡能抑制创伤性炎症、破坏或抑制细胞增生，干扰胶原纤维形成的因素，均不利于切口愈合。临床上常见的有如下几种：

（一）局部因素

1．切口感染　这是最常见的原因之一，切口感染后，细菌的毒素和酶以及中性粒细胞破坏释出的酶，可溶解蛋白质和胶原纤维，损害细胞与细胞间质。如常见的铜绿假单胞菌感染，就能明显地破坏组织和新上皮的生长，若不加控制则切口难以愈合。

2．局部血运不良、切口包扎或缝合过紧，外固定压迫以及细菌感染引起的小血管栓塞等，均可引起切口局部血液灌流量减少，创伤性炎症和组织修复被抑制，故切口愈合延迟。

3．手术操作不当　如过分剥离、止血不完善形成血肿，缝合后尚有死腔，残留异物，切口皮缘对合不良等。

4．术后切口张力突然增加　如剧烈咳嗽、呕吐、腹胀等均不利于切口愈合，或可使已愈合的切口再裂开。

（二）全身因素

1. 低蛋白血症 术后体内蛋白质需要重新组合，形成组织修复、刀口愈合所需要的各种成分。其中白蛋白为主要来源，如白蛋白减少，组织修复能力降低。再者，白蛋白减少，血管内胶体渗透压下降，可引起组织水肿，不仅对切口愈合不利、甚至引起切口裂开。

2. 维生素和某些微量元素缺乏 维生素 C、铁、铜、锌等是构成胶原纤维所必需的成分，缺乏时切口愈合的张力强度降低。维生素 A、B、D、K 可相应地影响上皮再生、酶活化、细胞吞噬功能和血液凝固。缺乏时，不仅延迟切口愈合。而且使感染机会增加。

3. 抗炎药物 长期或大量应用肾上腺皮质激素，可抑制创伤性炎症，干扰纤维细胞形成、蛋白质合成和上皮再生，故延迟切口愈合。抗癌的细胞毒药物和放射治疗，均能抑制细胞增生，故也可影响切口愈合。

4. 水、电解质平衡失调 可引起组织脱水或水肿，抑制肉芽组织健康生长，影响切口愈合。

5. 其他疾病 如糖尿病、肝硬化、尿毒症、血液系统疾病等，均可相应地干扰蛋白质代谢，引起异常出血，影响组织修复，延迟切口愈合。

因此，要重视上述不利因素的防治。手术操作应细致、规范、严格无菌技术，预防感染和休克的发生。及时补给蛋白质、氨基酸、维生素等。拆除缝线和外固定的时间，要根据病情确定。

第六节 手术基本原则

正确地运用手术，可以除去病变对全身的损害，在较短时间内获得满意的治疗效果。目前有些疾病特别是恶性肿瘤，早期施行手术仍是首选的治疗方法。尽管手术种类繁多适应证各异，但遵守下列原则，有利于充分发挥手术的治疗效能。

1. 有明确的诊断和手术适应证 这是手术成功的关键，术前要根据病情和有关检查，明确诊断和有无手术适应证，然后对患者的局部病变、全身情况以及医院设备、技术条件等全面考虑，方能决定是否手术、选择何种手术方式等。对于一时难以明确诊断，但经过详细检查和慎重研究，确认有手术适应证时，亦可进行手术。例如剖腹（胸）探查术。任何决定，都必须符合患者的最大利益，考虑到患者的健康和功能康复。诊断不清盲目手术或是为练技术而手术的做法都是错误的。因为手术虽有治疗疾病的作用，但同时也造成创伤，有时尚需切除某个器官或组织的一部分甚至全部，例如为了治疗肢体恶性肿瘤需施行截肢术、为了治疗胃癌而切除全胃等，不仅有一定痛苦，而且破坏了机体解剖和功能的完整性，甚至可能会危及患者的生命，但是为了治愈疾病，手术仍是必要的。因此，对待手术必须有严谨、科学的态度和高度责任感。在疾病诊断或手术适应证未确立前，决不可贸然手术。以非手术疗法能够治愈的疾病，就不要采用手术疗法。能以小手术治愈的，就不应施行大手术。

2．认真做好术前准备　要认真做好术前讨论，制订详尽的手术计划，注意有无手术禁忌证及营养不良、心、脑、肝、肾等脏器慢性疾病。采用有效措施，尽可能使患者接近生理状态，为施行手术提供一个最有利的时机。否则，即使是一个成功的手术，也可能因术前准备不周，而归于失败。

3．麻醉方法的选择　选用安全、良好的麻醉方法，既能满足手术中无痛和肌肉松弛的要求，又要防止麻醉过程中可能发生的各种不良反应。这是手术成功的先决条件。

4．手术过程中的原则　手术过程中要严格无菌技术，正确按手术步骤操作，要规范、细致、爱护组织。要预见到手术中可能遇到的各种困难和意外，并有相应的防治对策，不因手术困难或出现意外而惊慌失措；不因手术小而轻视麻痹。

对待手术时间，也是一个值得重视的问题，一般而言，手术时间愈短，组织、器官的暴露和受到的刺激愈小，对患者越有利，但是单纯为了追求缩短手术时间，而操作粗暴，止血不彻底，不适当地简化手术步骤，缝合不严密，甚至慌乱中损伤其他组织、器官等做法都是错误的。因此，对手术的要求是严谨细致、技巧规范、力求快捷、准确无误。

5．妥善的术后处理　严密观察病情变化，重视术后各种不良反应和并发症的防治，使患者精神乐观愉快，身体舒适，治疗得当，早日康复。

第七节　怎样学习外科手术学

1．必须坚持为患者服务的方向，有明确的学习目的。健康所系，性命相托。要不辜负国家与人民之期望，献身医学、热爱祖国、忠于人民、恪守医德、救死扶伤、不辞艰辛。以白求恩为榜样对技术精益求精。学会与掌握外科手术学的基本知识、基本技能和基础理论，为以后进一步学习外科学、临床实习和从事医疗工作奠定坚实基础。

2．必须贯彻理论与实践相结合的原则。外科手术学是外科学的重要组成部分，实践性很强、纵观外科手术学的发展，它的每一个进步，都体现了理论和实践相结合的原则。例如，十二指肠溃疡病的治疗，早年是应用胃空肠吻合术或胃部分切除术，虽有一定疗效，但术后溃疡可能复发。经过一个阶段的实践，认识到胃酸分泌对溃疡病的影响，于是确立了胃大部切除的原则。它虽能避免溃疡复发，但却导致了胃生理紊乱和多种并发症。通过对胃生理和溃疡病病因的研究，又提出应用迷走神经切除术治疗本病，经过反复的临床实践和研究，先后由迷走神经干切断术，发展到选择性迷走神经切断术和现在应用的高选择性迷走神经切断术，这样就使溃疡病的手术治疗达到了疗效好、更符合胃生理的新水平。根据外科手术学实践性强的特点，它主要的教学方法是通过动物手术实习，培养无菌观念，学习和掌握切开、打结、止血、缝合、拆线和无菌术等外科手术基本技术以及静脉切开、清创术、腹壁切开与缝合、阑尾切除术、肠切除吻合术等手术操作。虽然手术方式很多而且差别很大，但任何复杂、高难度的手术都是由这些基本操作步骤积累而成的，它关系着手术的成败。因此，要主动、自觉地参加每一次手术实习，尽管手术对象是实验动物；但是每一个操作步骤，都必须像对待患者一样认真细致、一丝不苟、绝不可草率。只有如此，才能真正学会和掌握外科基本技术和养成良好的工作作风。

3．正确认识手术在外科治疗中的作用和地位。手术是外科治疗中的一个重要环节但不是唯一的方法。手术治疗的效果，不仅在于手术方法、操作技术是否正确，而且与明确的诊断和适应证、良好的麻醉以及手术前后处理息息相关。即使是一个成功的手术，在治疗全过程中也需要药物、营养和其他治疗方法的配合。因此，必须正确认识手术和其他疗法之间的辩证关系，既要反对片面宣扬外科就是手术，手术高于一切等手术至上的错误观点；又要充分肯定手术在外科治疗中的重要作用，深刻认识到外科医生手术技能是决定手术治疗效果的基本条件之一。试想，一个精通医学理论的外科医生如果手术技术拙劣，是难以完成外科治疗任务的。因此，要刻苦钻研，不断提高与改进手术方法，充分发挥手术的治疗作用。

4．必须复习相关的基础知识。例如，手术是在人体某个部分施行，手术入路和具体操作都要求精确地了解局部解剖结构特点和组织、器官间的相互关系。因此，在学习外科手术学时必须复习局部解剖学等相关的基础知识。

5．必须培养团结协作的精神。手术是一种集体劳动，手术的成功有赖于每一个参加手术的人员，都要在手术医师的主持下，以对患者高度负责的精神，各司其职，协调一致，密切配合。任何细小的疏漏，都会给患者带来痛苦，甚至导致手术失败。所以，学习外科手术学，就必须培养良好的团结协作的精神。

（文兆峰）

第二章　外科无菌术

第一节　概　述

　　微生物普遍存在于人体和周围环境之中。在手术、穿刺、注射、插管、换药等过程中，如不采取一定的防范措施，微生物即可通过直接接触、飞沫和空气进入伤口引起感染。无菌术即是针对这些感染来源所采取的一种预防措施，由灭菌法、抗菌法和一定的操作规则及管理制度所组成。

　　灭菌是指杀灭一切活的微生物。灭菌法是指用物理的或化学的方法清除或杀灭一切活的微生物，包括致病性微生物和非致病性微生物及其芽孢。医院灭菌用于消灭手术区或伤口接触的物品上所带的微生物。灭菌法所用的物理方法有高温、紫外线、电离辐射、过滤除菌、微波灭菌、超声波灭菌等。另外化学方法有甲醛、戊二醛、环氧乙烷、过氧乙酸以及新型灭菌剂如灭菌王等，可以杀灭一切微生物，故也可在灭菌法中应用。

　　消毒是指杀灭病原微生物及其他有害微生物。消毒是相对的而不是绝对的，它只要求将病原微生物减少到无害的程度，并不要求把所有的病原微生物全部杀死。抗菌法也称消毒法，是指用化学方法来消灭病原微生物，例如手术器械、手术室空气、手术人员的手臂和患者手术区皮肤的消毒。用于杀灭病原微生物的化学药物称为消毒剂。理想的消毒剂应能杀灭包括芽孢在内的一切微生物，但目前常用的消毒剂可以破坏病原微生物，通常不能杀灭芽孢。可以减少病原微生物到最低限度，使其不致损害健康或影响易腐蚀物品的质量。

　　一定的操作规则和管理制度是防止已经灭菌和消毒的器械、物品或已行无菌准备的手术人员或手术区不再被污染，以免引起伤口感染的方法。

　　外科学的发展是同灭菌法和抗菌法的发展分不开的。远在 19 世纪中叶以前，在无菌术和抗菌术尚未确定以前，创伤后对伤口的处理不消毒，施行手术时手术者的手臂、患者的皮肤及所用器械、敷料不像现在这样消毒，因而手术感染的发生率几乎在 90% 以上。1846 年匈牙利 Semmelweis 首先提出在检查产妇和接生前用漂白粉水洗手，结果，产妇的死亡率自 10% 降至 1%，这就是消毒的开始。1861 年法国的 Pasteur 证明发酵、化脓与细菌的关系，1878 年提出氯化物的消毒效果。1867 年英国 Lister 开始用苯酚溶液喷洒手术室和冲洗手术器械，并用苯酚溶液浸湿的纱布覆盖伤口，使他所施行的截肢术的死亡率自 46% 降至 15%，从而确立了抗菌术。1877 年德国 Bergmann 对 15 例膝关节穿透性损伤患者，进行伤口周围的清洁和消毒后即加以包扎，使 12 例患者痊愈并保住了下肢，提出应避免伤口再污染的问题。在这个基础上于 1886 年 Bergmann 应用蒸汽消毒手术器械和敷料等的方法，从而建立了无菌术。1889 年德国 Furbringer 提出手术时用升汞和乙醇对手术者的手臂进行消毒。1890 年美国 Halsted 提倡戴消毒过的橡皮手套进行手术，使无菌术更臻于完善。目前无菌手术的感染率在 1% 以下。灭菌法与抗菌法的应用无疑对外科感染的防治起到了非常重要的作用。

第二节 手术器械和手术物品的灭菌与消毒

手术器械和手术物品的灭菌与消毒是决定手术后是否感染的无菌技术的重要组成部分，是属于预防性消毒。

一、灭菌法

（一）热力灭菌

是一种应用最早、效果最可靠、使用最广泛的方法。包括湿热和干热灭菌法。湿热灭菌法包括高压蒸汽消毒法、流通蒸汽消毒法（常压蒸汽消毒法）、煮沸法、巴斯德消毒法、低温蒸汽消毒法；干热法包括对外科器械的烧灼灭菌，烤箱内干烤灭菌，红外线辐射灭菌，在焚烧炉内焚烧特殊感染敷料及患者尸体等。

1. 高压蒸汽灭菌法　高压蒸汽灭菌的原理是导致微生物蛋白质的变性和凝固。蒸汽是无害、无味的，高压蒸汽消毒后的物品使用绝对安全，高压蒸汽灭菌速度快、温度高、穿透力强，故而效果可靠，应用最普遍。目前国内使用的下排气式蒸汽灭菌器，包括手提式、立式和卧式等。

（1）手提式高压蒸汽灭菌器：实验室、基层医院和科室常用的小型高压蒸汽灭菌器为单层圆筒，内有一个铝制的盛物桶，使用时在高压锅内放入约 4cm 深的清水；将消毒物品放入盛物桶内，放入的物品不宜过多，被消毒物品间要有孔隙；盖上锅盖，将排气软管插入盛物桶壁上的方管内，拧紧螺丝；将高压锅放火源上加热，待水沸腾 10 ～ 15min 后打开排气阀，放出冷空气，至有蒸汽排出时关闭排气阀，使锅内压力逐渐上升；到所需压力时，调节火源，维持到预定时间。离开火源，打开放气阀，排出蒸汽，使压力恢复到"0"位时，打开盖子，取出消毒物品。若消毒液体，应慢慢冷却，以防止减压过快造成猛烈沸腾而使液体外溢和瓶子破裂或爆炸。

（2）立式高压蒸汽灭菌器：是一种老式的高压蒸汽消毒器，使用方法同手提式高压蒸汽灭菌器。

（3）卧式高压蒸汽灭菌器：优点是使用外源蒸汽，不会因加水过多而浸湿消毒物品；消毒物品的放取比较方便；不会因消毒物品堆放过高而影响蒸汽流通。使用时，将要消毒的物品放入消毒室内，关闭器门。先使蒸汽进入夹套，以加热消毒室四壁，防止蒸汽进入消毒室后在柜壁凝结成水。在达到所需的控制压力后，将冷凝水排放阀打开少许，使柜内冷空气和凝结水排出。打开蒸汽总阀，使蒸汽进入消毒室。在消毒室的压力和温度达到预选高度时，开始计算时间，保持恒定，直到灭菌时间终了，将消毒室内的蒸汽予以排出，待压力表恢复到"0"位置后 1 ～ 2min，打开柜门，取出消毒物品。若消毒物品需要干燥（如手术敷料包），可等待 10 ～ 15min 后取出，由于余热的作用和蒸发，包裹即能干燥。新式蒸汽高压锅带有蒸汽减压阀，利用蒸汽通过蒸汽减压阀，使锅内形成 6.75 ～ 13.55kPa（5.06 ～ 10.16cmHg）的负压，同时向高压锅不断补充温暖的过滤空气，使锅内物品达到干燥。消毒物品由布或纸包捆，不致使内容物发生污染。物品灭菌后，可保持无菌 1 周。

注意事项：①高压锅内的空气需排除，否则蒸汽不能达到饱和。尽管磅表达到预灭菌压力，但蒸汽的温度未达到要求的高度，导致灭菌的失败。空气的存在还影响蒸汽向消毒物品内部的穿透，形成包内温度低、包外温度高，使包内达不到灭菌的效果。②灭菌时间的计算，应从灭菌器内达到要求温度时算起，直到灭菌完成为止。表2-1 提供的数据可供实际工作中参考。③各种消毒包装不宜过大、过紧，一般应小于55cm×33cm×22cm，否则不利于蒸汽的穿透。用铝饭盒当包装时，应将盖子打开或在铝盒上制孔，否则盖子盖紧后，蒸汽难以进入，内部空气不易排出，达不到消毒目的。④消毒物品放得过多或过密均可防碍蒸汽透入，而影响灭菌效果。一般消毒物品总体积不超过灭菌器的85%。大敷料应放在上层，空容器灭菌应倒放，以利于蒸汽排出和蒸汽穿透。⑤灭菌效果监测方法有：留点温度计、苯甲酸管、硫磺管、灭菌化学指示卡（管）、嗜热脂肪杆菌芽胞菌片等。大多数医院用硫磺管测试。硫磺的熔点只有119℃，如果硫磺没有熔化，说明没有达到121℃，而熔化只能说明到达119℃，所以只能否定灭菌效果，而不能肯定灭菌效果。灭菌化学指示卡（管）法最可靠，如包内放入一个加入 1% 新三氮四氯的 2% 琼脂的密封小玻管，当压力达到15Ibf，温度达到120±1℃时，维持15min后，管内无色琼脂变成紫蓝色，表示达到灭菌要求。⑥防止蒸汽超高压，在一定的压力下，若蒸汽的温度超过饱和状态应达到温度的2℃以上，即成为超热蒸汽。超热蒸汽温度虽高，但不易凝结成水，传热效能低，对灭菌不利，为防止此现象，不要使压力过高的蒸汽进入消毒室内；纺织品灭菌前不应过分干燥（含水量不宜低于5%）；不要使灭菌器夹套温度高于消毒柜内温度；勿使蒸汽进入柜内压力降低过快，放出大量的潜热。⑦消毒物品在灭菌前要保持清洁，带有血液或其他有机物的物品，应先行洗涤。否则灭菌困难，需要延长灭菌时间。⑧油脂、蜡、凡士林、软膏等，蒸汽不能穿透；明胶海绵、皮毛、塑料制品和精密仪器高温高压下易损坏；锐利器械如刀、剪高温下易变钝；碘仿、苯类易燃和易爆物品，禁用高压灭菌。⑨瓶装液体灭菌时，瓶内液体装3/4 ～ 4/5 容积为适宜，瓶口要用玻璃纸和纱布包扎，如用橡皮塞的，应插入针头排气；高压灭菌后应缓慢放气减压，以防沸腾或爆炸。⑩需消毒和灭菌的物品要分开处理。已灭菌的物品应做记号，以区别未灭菌的物品，并分别放置于各自的固定位置，不得混放其他未灭菌物品。⑩要有专人管理，灭菌前要检查仪表、安全阀是否正常。严格按操作规程使用，以防发生危险。

表2-1 灭菌所需时间

物品种类	真菌所需时间（min）	蒸汽压力（kgf/cm²）	表压（Ibf/in²）	饱和蒸汽相对温度℃
橡胶类	15	1.06 ～ 1.10	15 ～ 16	121
敷料类	30 ～ 45	1.06 ～ 1.40	15 ～ 20	121 ～ 126
器械类	10	1.06 ～ 1.40	15 ～ 20	121 ～ 126
器皿类	15	1.06 ～ 1.40	15 ～ 20	121 ～ 126
瓶装溶液类	20 ～ 40	1.06 ～ 1.40	15 ～ 20	121 ～ 126

2．流通蒸汽消毒法　是指在一个大气压下，用100℃的水蒸汽进行消毒。方法简便，家庭用的蒸笼也是简易的流通蒸汽消毒器。常用于一些不耐高温物品的消毒。在农村或野外条件下可因地制宜用于医疗消毒。敷料包要小，外面再包两层纸张；蒸笼需密盖；水煮沸后继续加热60min，可达到消毒的目的；蒸毕将物品取出烤干或晾干备用。

3．煮沸消毒法　煮沸消毒法是使用最早的方法之一，方法简单、方便、经济、实用，且效果较可靠。手术室、基层医院和村卫生室仍在使用。有专用的电或乙醇煮沸。一般铝锅去油脂后也可用。适用玻璃、橡胶、金属器械，但可使锐利的手术器械锋利性受损，紧急情况也可煮沸消毒。水煮沸至100℃后，持续15～20min，一般细菌可杀死；对肝炎患者污染的物品和器械，应煮沸30min；带芽胞的细菌，需煮沸1h以上才能杀灭；如在水中加增效剂碳酸氢钠，使成2%碱性溶液，沸点可提高到105℃，时间可缩短到10min，同时还可以防止金属器械生锈；高原地区气压低、沸点低、故海拔高度每增高300m，灭菌时间应延长2min，或用高压锅煮沸消毒10min即可；对不耐100℃的物品，在水中加少量增效剂0.2%甲醛或0.01%升汞，经80℃处理60min亦可达到灭菌效果。

注意事项：①消毒时间应从水煮沸后算起，如果中途加入新的物品，应重新计算时间。②一次煮沸放的物品不宜过多，应不超过容器容量的3/4，被消毒物品必须完全浸泡于水中，才能达到消毒目的，消毒器要加盖关闭，以保持煮沸温度。③橡胶和缝线类应于水煮沸后放入，煮沸15min后取出，以免时间过长影响其质量。④玻璃制品需用纱布包好，放入冷水中开始煮沸，以免骤热或互相碰撞而破裂，锅底垫纱布，以防震动，注射器应将针筒、针芯拆开包好分放。⑤消毒物品应保持清洁，消毒前应做冲洗。⑥不透水物品，如盘、碗应垂直放置，棉织品煮沸要略加搅拌以利水的对流。⑦消毒后，物品取出慎防再污染，器械消毒后，可将水放去，利用消毒器余热烘干。

4．巴斯德消毒法　是利用热水和热蒸汽消毒，它的温度低于100℃，能杀死各种微生物，但不能杀死芽孢，不可能达到灭菌。用于怕高温的物品，如膀胱镜，放入热水浴，75℃ 10min或80℃ 5min，和煮沸消毒一样安全，对物品损害较小。较多用在牛奶、患者的餐具、便器等的消毒。

5．低温蒸汽消毒法　由高压锅改造的低温蒸汽装置，即在低于大气压下，73～80℃，加或不加甲醛，来处理怕高热物品，如各种内镜、塑料制品、橡胶制品、麻醉面罩等。消毒快、比较经济、易控制。

6．烧灼法　在紧急情况下，或没有其他办法应付的情况下，对手术器械可用此法。将器械放在搪瓷或金属盒中，倒入90%乙醇少许，点火直接在火焰上烧灼。该法温度高、效果可靠。但烧灼可使器械变钝，又失去光泽，一般不宜做常规应用。

7．电烤箱和红外线烤箱　此法也是干热灭菌中的一种方法。利用高热烘烤进行灭菌，只应用于不怕高温的金属器械、玻璃、陶瓷、油剂等。不适用于棉纤制品、塑料制品等的消毒。消毒后物品是干的，便于使用，缺点是需温度高、时间长。

（二）电离辐射灭菌

是利用射线、伦琴射线或电子辐射能穿透物品、杀灭其中微生物的低温灭菌方法，称为电离辐射灭菌。医疗用品辐射灭菌是在20世纪50年代逐步发展起来的一种新的消毒方法。手术缝线、纱布、脱脂棉、卫生纸、外科手术器械、手术敷料等均可用此法消毒。优点是：①消毒均匀彻底，无环境污染，能杀死各种微生物。②使用价格便宜，节约能源，比加热消毒法省钱又省能源。③穿透力强，可对密封包装物品进行灭菌，消毒后可长期保存，随时可用。④速度快，操作简单，可连续作业，可对一次性医疗用品大量生产。⑤为冷消毒，即在常温下消毒，适合于热敏材料，如生物制品（羊肠线、人工瓣膜等）、塑料制品、尼龙制品等。所以电离辐射消毒法的使用越来越广泛。缺点是一次性投资大，需要专门管理人员。

（三）微波消毒法

微波是一种波长短而频率较高的电磁波，在有一定含水量的条件下的热效应是微波杀菌的主要原因。微波加热的明显优点是对物体内部直接加热，因此，灭菌时物品内外可同时增温，所需加热时间短，对物品的损害较其他热灭菌法为轻。可用于手术器械包、敷料包、安瓿针剂及中药丸灭菌。微波可透过玻璃、陶瓷、聚丙烯等塑料，故物品可用上述材料包装后灭菌。缺点是费用较高，且对人体有一定的损害，故国内医院尚未推广使用。

二、消毒法

（一）药物浸泡消毒法

不耐热的物品和器械，如锐利手术器械、内镜、特殊材料制成的导管（心导管、输尿管导管等），多用化学药液浸泡消毒。常用的化学消毒剂有下列几种：

1. 1:1000苯扎氯胺（新洁尔灭）溶液　浸泡时间为20min，常用于手术刀片、剪刀、缝针的消毒。新洁尔灭可腐蚀铝制品，并使其他金属器械生锈，配成含0.5%亚硝酸钠的1:1000新洁尔灭溶液，有防止金属器械生锈的作用。药液宜每周更换一次。若配制药液的水质过硬时，则药液浓度应提高1~2倍；当配制的溶液出现显著黄色或产生较多沉淀时，应立即更换新液；在物品表面有拮抗药物时（如碘、硼酸）或沾有有机物如血时，应洗净后再浸泡；配制的水溶液应避免形成泡沫，因泡沫中的药物浓度比溶液中高，而影响药物的均匀分布。

另外，与新洁尔灭同属季铵盐类消毒剂的还有度米芬（消毒宁）和消毒净。与新洁尔灭相比，度米芬的消毒作用较强，对物品的损害较轻微，皮肤刺激小，值得推广。消毒净的杀菌作用比新洁尔灭强，但不及度米芬，且价格较贵，不如新洁尔灭易于推广。

2. 70%乙醇　浸泡时间为30min，物品消毒前应将沾附的有机物清除干净。勿使物体带过多水分以免稀释药浓度而降低消毒效果。浸泡器械的盘子应加盖，以免有效成分挥发而影响消毒效果。因酒精易挥发，且金属器械浸泡过久易生锈等缺点，所以一般不常规用于浸泡手术器械，而主要用于皮肤消毒。

3. 10%甲醛溶液　市售的福尔马林为甲醛的水溶液，含甲醛37%~40%。消毒时可用稀释的福尔马林水溶液，浓度为10%~20%。这种古老的消毒剂，杀菌效果好、价格便宜、使用方便。浸泡时间为30min，适用于膀胱镜、输尿管导管、有机玻璃的消毒。由于甲醛对人体有一定的毒性，故浸泡过的器械和物品，需用无菌水冲洗后才能使用。另外，甲醛消毒后常留有强烈的刺激性气味，特别是对眼睛和鼻黏膜的刺激使人难以忍受，导致其有使用的局限性。近几年国外报道用多聚甲醛配制的10%甲醛乙二醇溶液、10%甲醛甘油和10%甲醛丙二醇。这些甲醛的有机溶液用水1:10稀释后，既有较好的杀菌作用，又无刺激性气味，给甲醛的使用增加了活力。

4. 2%碱性戊二醛　戊二醛是一种比甲醛消毒作用高2～10倍的醛类化合物，毒性低，对消毒物品无毒、无损害，水溶液稳定，使用方便。在化学消毒剂的发展史上，在甲醛、环氧乙烷之后，被称为第三代产品。用2%碱性戊二醛浸泡医疗器械（手术器械、内镜、橡胶制品、塑料制品等）15min，即可达到灭菌作用，消毒液每2周需更换一次。唯价格较贵，故使用尚不普遍。

5. 器械液消毒　浸泡15～30min，常用于浸泡锐利器械、精密仪器等。其配方是：苯酚20g、甘油266ml、95%乙醇26ml、碳酸氢钠10g加蒸馏水至1000ml。器械消毒后需冲洗方可使用，因苯酚对组织有腐蚀性和刺激性，其蒸汽对人有毒性，故目前已很少用作消毒剂。

6. 1:1000氯己定溶液　氯己定是广谱消毒剂，杀菌效力强，可代替碘酊使用，抗菌作用较新洁尔灭强，成本较低、毒性小、刺激性小、过敏性小，因此是用途最广的消毒剂之一。浸泡时间为30min，可浸泡手术器械、膀胱镜、纤维胃镜、纤维结肠镜等。已消毒的器械可保存在1:1000氯己定溶液中待用，为防生锈，在溶液中加0.1%亚硝酸钠，药液每2周更换一次。

7. 2%碘酊或碘溶液　浸泡金属手术器械10～30min，再用70%乙醇洗净。但碘溶液对金属有腐蚀性，故目前仅限于急用手术器械的情况使用。

注意事项：①浸泡前，要清洗去掉油脂、脓、血等有机物，以免影响灭菌效力；②消毒液的液面需盖过要消毒的物品和器械；③有轴节的器械，要将轴节分开，空腔器材要将空气排出，使内外都浸泡在液体内；④为防止器械受腐蚀和组织受药液的损害，使用前要用无菌水将药液冲洗掉。

（二）蒸汽熏蒸消毒法

1. 甲醛蒸汽熏蒸法　甲醛气体具有广谱、高效的杀菌作用，使用简单、方便。对消毒物品无损害。方法是将消毒物品（内镜、器械、丝线等）放入特制的密闭消毒间、消毒箱（包括铝锅）或塑料袋内进行消毒。蒸汽来源有单纯煮沸法，将甲醛溶液或多聚甲醛倒入容器中加热，使气体挥发；更快而不必加热的方法是加入氧化剂，即加入高锰酸钾或漂白粉，使发生化学反应，而产生热能挥发。熏蒸1h即可，不影响丝线的拉力。甲醛气体对人的皮肤和黏膜有刺激性，并有强烈的刺激性气味，消毒后需要自然通风或用25%氨水加热蒸发或喷雾中和。

2. 环氧乙烷　是一种与甲醛同类的烷基化气体消毒剂，杀菌范围广、效力高、穿透力强、不残留毒性，对消毒物品损害轻微。因其易气化，一般包装在安瓿、铝罐或钢瓶内；因易燃易爆，必须在密闭的容器内使用。有消毒袋消毒法（塑料袋、丁基橡胶尼龙袋）；有类似卧式蒸汽消毒锅的环氧乙烷灭菌器法等。

三、低温等离子体灭菌技术

如今所使用的灭菌方法多为热力灭菌、辐射灭菌、环氧乙烷灭菌、低温甲醛蒸汽灭菌以及使用各种灭菌剂如戊二醛、二氧化氯、过氧乙酸和过氧化氢等长时间浸泡的方法。这些灭菌方法存在着许多限制条件，如会对环境造成危害、灭菌时间过长、灭菌温度过高致使器械损伤较大等缺点。随着对消毒、灭菌的处理要求越来越高。传统灭菌方法的局限性正在促使新的灭菌技术的产生和发展。低温等离子体灭菌技术是目前较好的一种灭菌方法。等离子体灭菌技术是新一代的高科技灭菌技术，它能克服现有灭菌方法的一些局限性和不足之处，提高消毒灭菌效果。例如对于不适宜用高温蒸汽法和红外法消毒处理的塑胶、光纤、人工晶体及光学玻璃材料、不适合用微波法处理的金属物品，以及不易达到消毒效果的缝隙角落等地方，采用本技术，能在低温下很好地达到消菌灭菌处理而不会对被处理物品造成损坏。本技术采用的等离子体工作物质无毒无害。采用过氧化氢作为辅助剂，将过氧化氢气体灭菌与低温等离子结合起来、快速杀灭各种微生物的技术方法是目前为最好的选择。其特点是低温、快速、毒性残留低，而且对于耐湿热和不耐湿热的物品、器械均适用。

四、手术器械和物品的术后处理

一切手术器械和物品在使用后，都必须经过一定的处理，才能重新消毒备用。处理方法随器械和物品的种类、污染性质而不同。手术衣、手术巾、纱布垫需将沾附的血液冲洗后，方可消毒；金属器械、玻璃、搪瓷等物，都需用清水洗净，金属器械应注意沟、槽、轴节等处的去污，清洗干净后擦油防锈。各种橡胶管应注意冲洗内腔，然后擦干。凡属铜绿假单胞菌感染、破伤风或气性坏疽伤口，或乙型肝炎抗原阳性患者所用的布类、敷料、注射器及导管应尽量选用一次性物品，用后即焚烧处理，以免交叉感染。金属物品冲洗干净后置于20%聚维酮碘原液（0.1%有效碘）内浸泡1h（表2-2）。

表2-2　感染手术后手套、敷料、器械等的处理

手术种类	敷料、手术衣的处理	器械的处理
化脓性感染	1∶1000新洁尔灭溶液浸泡1～2h	1∶1000新洁尔灭溶液清洗后，煮沸10min，锐利器械浸泡1～2h
铜绿假单胞菌感染	1∶1000新洁尔灭溶液浸泡2～3h	1∶1000新洁尔灭溶液浸泡1～2h，煮沸10min，锐利器械可浸泡2h
破伤风性坏疽	1∶1000新洁尔灭溶液浸泡4h	1∶1000新洁尔灭溶液浸泡2h，煮沸10min，锐利器械浸泡4h
乙型肝炎抗原阳性者	2%戊二醛水溶液或0.2%过氧乙酸溶液浸泡1h，0.2%～0.5% 84液浸泡5min	同左

第三节 手术人员的无菌准备

一、一般准备

手术人员进入手术室，先换穿手术室专用的清洁胶底鞋，再进入更衣室换穿手术室备好的清洁短袖衣裤和口罩帽子。上衣的袖口只许遮住上臂的上 1/3。如未脱内衣，需将内衣的衣领、衣袖卷入手术衣内，勿外露。口罩要盖住鼻、口、下颌和两颊。口罩一般是由 6 层细密纱布缝制的，也有用两层纱布夹一层玻璃纤维制成的。棉布口罩效果差一些。一次性使用的纸质口罩帽子，使用方便，减少许多后勤工作，但厚度不足，过滤作用低弱。帽子要遮住全部头发。剪短锉平指甲，除去甲缘下的积垢。手臂有皮肤破损或有化脓性感染时，不能参加手术。有上呼吸道感染者，原则上也不要参加手术。以上准备做好，方可进入手术间。

二、手臂的消毒

手臂皮肤表面和皮肤深层如毛囊、皮脂腺等处都有细菌。手臂消毒法可以除去手臂皮肤表面的暂存菌和部分居留菌。有资料证明仅肥皂洗手后可除去皮肤表面沾染微生物的 60% ~ 90%。消毒泡手后可除去皮肤表面微生物的 90% ~ 99%。手术中常有手套被缝合针扎破，手上的微生物通过针眼进入手术伤口，这也说明手臂消毒的重要性。手臂的消毒包括清洁和消毒两个步骤：先是用蘸有肥皂液的消毒刷对手及手臂做刷洗，清除皮肤上的各种污渍；然后用消毒剂做皮肤消毒。

洗手的方法较多，应采用简便、经济、有效的方法。目前国内医院常用的方法有：

1. 肥皂洗手法

（1）用肥皂和清水将手臂按普通洗手法清洗一遍。

（2）用无菌毛刷蘸煮过的肥皂水，按顺序刷洗手、前臂和肘上 10cm（相当于上臂的 1/2），刷时要用力，特别注意刷洗甲缘、甲沟、指间、手掌等处。刷了上臂的毛刷不要再刷手掌。两臂交替刷洗。刷完后，手指朝上，肘朝下，用水冲洗手、臂上的肥皂水。避免水由肘部倒流向手部。如此用三个刷子刷洗三遍，共约 10min。后两次刷的高度以不超过第一次为准。

（3）每侧手臂各用一块无菌毛巾或纱布自手向上到肘，擦干手臂。擦前臂时可将无菌毛巾或纱布绕臂一周，前后旋转向上擦。擦过肘部的无菌毛巾或纱布不可再擦手部。手臂上的肥皂和水一定要擦干。否则会稀释泡手用的消毒液。肥皂是阴离子除污剂，会影响泡手用的新洁尔灭一类的阳离子除污剂的灭菌效力。

（4）洗手可大量减少皮肤上的暂居菌丛，但皮肤深部的常居菌丛会转移到表面上来，因此还需要用消毒液泡手。泡手即可迅速杀灭细菌，还能在皮肤上保持一定时间。将手和前臂浸泡在 70% 的乙醇溶液桶内 5min，桶内的消毒液要平肘上约 6cm 处。手臂自桶内取出后要取拱手势，使手臂上的消毒液自手经肘流入桶内。手不能碰消毒桶桶口。

（5）如对乙醇过敏者，可用新洁尔灭（苯扎氯胺）、氯己定或消毒净溶液泡手，用1：1000的新洁尔灭溶液泡手，则刷手时间可减为5min。手臂在彻底冲净肥皂水和擦干后，即可浸泡在新洁尔灭溶液桶内，注意要用无菌小毛巾或纱布轻轻擦洗手臂5min后取出。待其自干。每桶新洁尔灭溶液可浸泡40人次（可放40个纽扣在桶内，每泡一次即取出一个纽扣）。

2．速干性消毒剂

现很多医院改用了新型消毒剂，消毒过程大为简化，同样有效。各种消毒剂的使用要求会有些不同，但都强调消毒前的皮肤清洁步骤，不能忽视。

速干性消毒剂是一种新型制剂。它由化学消毒剂、醇类和皮肤保护剂等组成。化学消毒剂多为碘、氯己定。醇类多为乙醇、丙醇、异丙醇。这些醇类挥发较快，故可速干。皮肤保护剂，可防皮肤干燥、皲裂，使用简单、方便、时间短、灭菌效果可靠。目前国内使用的有碘伏（聚维酮碘）和诗乐氏（Swashes），后者又名灭菌王。

聚维酮碘的使用方法：先用聚维酮碘刷手臂3min，流水冲净，再刷手臂7min。用无菌纱布擦干后，即可穿戴手术衣和手套。优点是气味小，对黏膜无刺激，毒性低。有广谱杀菌作用，能杀死芽孢。

诗乐氏刷手法：①用流水沾湿手臂，取药液3～5ml滴于手上，按常规用无菌毛刷刷手1～2次，全程5min。②用流水冲净手臂上的泡沫后，再取药液2～3ml于手心，均匀涂抹双手及前臂（不必过肘）。③再用无菌巾按常规擦净手臂，即可穿戴手术衣和手套。优点是作用迅速、杀菌力强、无毒、无刺激。

常用外科洗手和手消毒的方法见图2-1。

三、穿手术衣、戴手套

各种洗手法都不能保持手臂的绝对无菌，在手术过程中皮肤深层的细菌会慢慢转移到皮肤表面，故洗手后需再穿无菌手术衣、戴无菌橡皮手套。目前国内大多数医院采用高压蒸汽灭菌的干手套，顺序是先穿手术衣，后戴手套。只有少数医院采用消毒水浸泡的湿手套，先戴手套，后穿手术衣。

1．穿无菌手术衣　常用的手术衣有两种式样：一种是对开式手术衣，另一种是折叠式手术衣。它们的穿法不同，无菌范围也不相同。

（1）穿对开式手术衣：洗手消毒后，取过无菌手术衣，注意离开周围人员和物品，以免碰脏。轻轻展开手术衣，找到衣领，提起衣领两角，抖开手术衣，两臂向前提着手术衣。注意手术衣的外面不要对向自己，稍向上抛起，迅速将两臂向前插入手术衣袖筒内，两臂不可外展。由站在身后的其他人(巡回护士等)从肩上抓住衣领向后牵拉协助穿好手术衣，并将手术衣背后的带子系好。两臂交叉将胸前腰带向后递，仍由他人在身后接过去，并系好腰带。双手不可接触手术衣（图2-2）。

（2）穿折叠式（全遮盖式）手术衣：洗手消毒后，取过无菌手术衣，注意离开周围人员和物品，以免碰脏。轻轻展开手术衣，找到衣领，提起衣领两角，抖开手术衣，两臂向前提着手术衣。注意手术衣的外面不要对向自己，稍向上抛起，迅速将两臂向前插

外科洗手、外科手消毒方法

1. 先洗手、后消毒。洗手之前应摘除手部饰物，并修剪指甲，长度不应超过指尖。
2. 清洁双手时，应注意清洁指甲下的污垢和手部皮肤的皱褶处。
3. 流动水冲洗时手掌的位置应高于肘部，使水由手掌流向肘部，不能使水倒流，并且避免碰到洗手衣。
4. 使用无菌干手巾依次擦干双手、前臂和上臂下1/3，严禁来回擦手。
5. 涂抹消毒剂时认真揉搓直至消毒剂干燥。消毒后双手朝上举在胸前，禁止双手下垂。
6. 不同患者手术之间/手套破损或手被污染时，应重新进行外科洗手和外科手消毒。

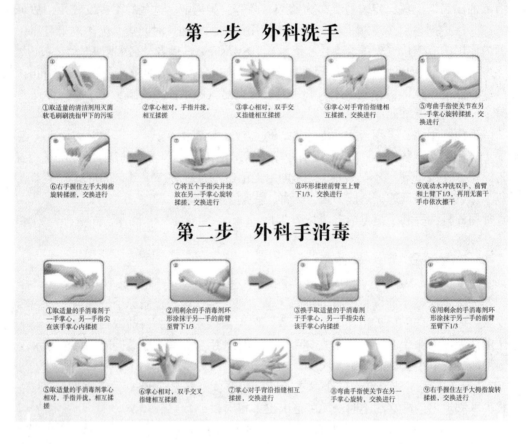

图 2-1　外科洗手和手消毒

入手术衣袖筒内，两臂不可外展。由站在身后的其他人（巡回护士等）从肩上抓住衣领向后牵拉协助穿好手术衣，并将手术衣背后的带子系好。戴无菌手套。将前襟的腰带递给已戴好手套的手术医生或由巡回护士绕穿手术衣者一周后交穿衣者自行系于腰间（图 2-3）。

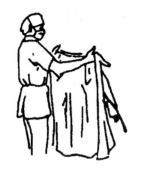 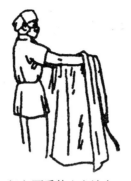 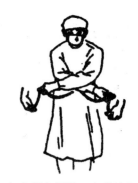

（1）手提衣领两端抖开全衣　　（2）两手伸入衣袖中　　（3）提起腰带，由其他人系带

图 2-2　穿对开式无菌手术衣步骤

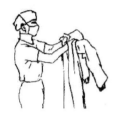 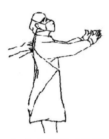 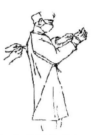 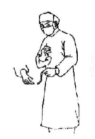

（1）两臂向前提着手术衣　（2）由其他人系带　（3）戴无菌手套　（4）将腰带递给他人

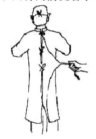 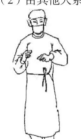 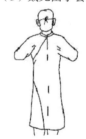

（5）由其他人将腰带　　（6）交穿手术衣者系于腰间
　　绕穿手术衣者

图 2-3　穿折叠式无菌手术衣

　　无菌平面：颈以下、腰以上的胸前，双手、前臂、侧胸及手术衣后背。

　　2. 戴无菌手套　无菌手套均在灭菌前，将手套腕部翻转向外，以便手术人员提取。因此未戴手套的手只能接触手套内面，不能接触手套外面。

　　（1）戴干手套法：穿好手术衣后，取出手套夹内无菌滑石粉袋，轻轻敷擦双手，使之干燥光滑。用手自手套夹内捏住手套翻转部，取出手套。先将右手插入右手手套内，注意勿触及手套外面。再用套好手套的右手指插入左手套的翻折部内（只接触手套外面），帮助左手插入手套内，已戴手套的右手不可触及左手皮肤。整理衣袖口，将手套翻转部翻回盖住手术衣袖口，不可露出手腕（图 2-4）。用无菌生理盐水冲洗干净手套外面的滑石粉。

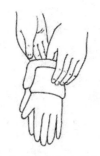 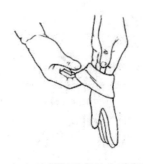 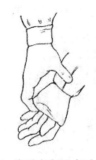

（1）先将右手插入手套内　　（2）已戴好手套的右手指　　（3）将手套翻回在手术衣袖口
　　　　　　　　　　　　　　　　插入左手套的翻折部，帮助
　　　　　　　　　　　　　　　　左手插入手套内

图 2-4　戴手套步骤

（2）戴湿手套法：双手提起手套的翻折部，向手套内灌入适量无菌生理盐水，使手套撑开，便于戴上。再按戴干手套的方法先右手后左手戴好手套。将手腕举起，使手套内的无菌生理盐水沿前臂至肘流下。然后穿手术衣，再将手套翻折部翻回盖住手术衣袖口。

手套的型号有 6 号、$6\frac{1}{2}$ 号、7 号、$7\frac{1}{2}$ 号和 8 号，应根据自己手的大小选好合适的手套。过大不利于手术操作，过小戴手套时困难，易损伤手套，且在戴的过程中，手背侧的手套易向内卷入，致使手套外面接触皮肤。

穿戴完毕后，在等待手术期间，应将双手举在胸前，呈拱手势。不可举过头或双手下垂，不可将双手置于腋下，更不可接触任何未消毒的物品。

四、紧急手术时的无菌准备

在紧急情况下，来不及按常规洗手，可用简易洗手法。用 3% ~ 5% 的碘酊棉球涂擦手及前臂，再用 70% 的酒精棉球擦去碘酊。戴无菌干手套，再穿无菌手术衣，将手术衣袖口盖在手套腕部外面，由器械护士用无菌纱布将袖口缚紧或再戴一副手套。

五、连接手术时的无菌准备

如需连接下一个手术，则手术后冲洗干净手套上的血液，如手套未破，可不必重新刷手。先脱手术衣，后脱手套。脱手术衣时，先由他人解开背部衣带，将手术衣由背部向前反折脱去，使手套的腕部随之翻转于手上。用戴手套的右手将左手手套脱至手掌部，再用左手指脱去右手手套。最后用右手在左手掌部推下左手手套。脱手套时不要使手套外面触及皮肤（图 2-5）。将手臂浸泡酒精或新洁尔灭溶液内 5 分钟，再穿无菌手术衣和戴手套。若前一次手术为污染手术，则需重新洗手消毒。如口罩、帽子已湿，应予更换。

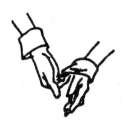

（1）先用戴手套的右手脱去左手手套，不要触及左手皮肤

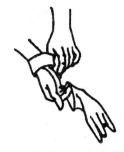

（2）以左手拇指伸入右手手套掌部以下，并用其他各指协助，提起右手手套翻转部，脱下右手手套，使手部皮肤不接触手套外部

图 2-5 脱手套法

第四节 手术区域的无菌准备

一、患者手术区域皮肤的准备

做任何手术都需通过患者手术区皮肤或黏膜。为防止细菌进入伤口内，手术前应对患者的手术区皮肤进行准备，这也是整个无菌操作的一个重要环节。手术区皮肤准备应于手术前一天进行完毕。主要是为了消除手术切口及其周围皮肤上的细菌，确保手术伤口不被污染。手术区皮肤要进行洗涤。手术区皮肤如有较多油脂或胶布粘贴的残迹，可用乙醚或汽油擦净。如有毛发一般应予剃除，如下腹部或生殖器手术应剃去阴毛，胸部手术应剃去同侧腋毛，头部手术应剃去部分或全部头发。剃毛时不要剃破皮肤，以防止细菌侵入，如皮肤破损较重或有毛囊炎应推迟手术。越来越多的报道证明细小汗毛不必一律剃净，因为，如对皮肤剃刮过重，会破坏皮肤的表层组织，反而导致细菌的侵入。个别手术如植皮手术，供皮区应于术前 1 ～ 2 天就开始准备皮肤，洗净后用无菌巾或纱布包扎好。

患者进手术室前，应穿病房准备的干净衣裤。用手推车推患者到手术室；更换手术室内专用手推车，方可允许进入手术室。待患者麻醉好躺在手术台，摆好体位，即可开始手术区皮肤消毒（硬膜外麻醉应在出现麻醉平面后方可消毒）。一般由洗好手的第一助手执行。器械护士将盛好 2.5% ～ 3% 的碘酊棉球和 70% 酒精棉球的弯盘、卵圆钳递给消毒者。消毒者用卵圆钳夹住碘酊棉球，应用稳重、均匀的力量由手术区中心向周围皮肤无遗漏地涂擦，原则上是自干净处向脏处消毒，即由内向外，由上向下。已接触污染区的棉球，不要再擦清洁区。

肛门、会阴等处手术和感染手术则相反，即由外向内。消毒过程中卵圆钳应始终头向下。碘酊涂擦后，等候 12min，使消毒液能渗透到皮肤的表浅层，有足够的时间达到杀菌目的。待碘酊自然干燥后再用 70% 酒精棉球用同样方法将碘酊擦去，脱碘要干净，以防残留的碘酊对皮肤的损害和对深层组织的刺激。消毒范围至少要包括手术切口周围

15cm 以上。如有延长切口的可能，则应适当扩大消毒范围。不同手术部位的皮肤消毒范围如图 2-6 所示。

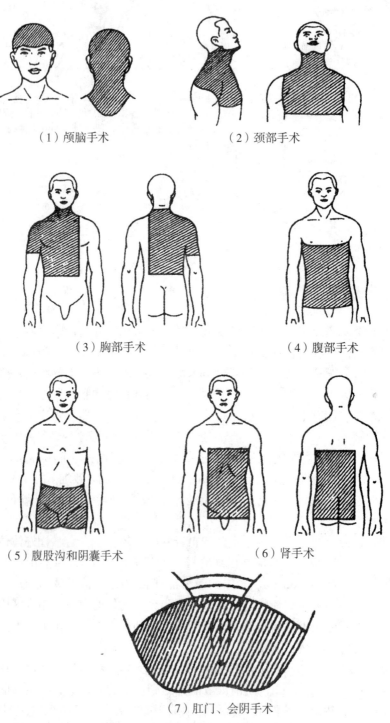

（1）颅脑手术　　　　　　　（2）颈部手术

（3）胸部手术　　　　　　　（4）腹部手术

（5）腹股沟和阴囊手术　　　　（6）肾手术

（7）肛门、会阴手术

图 2-6　不同手术部位的皮肤消毒范围

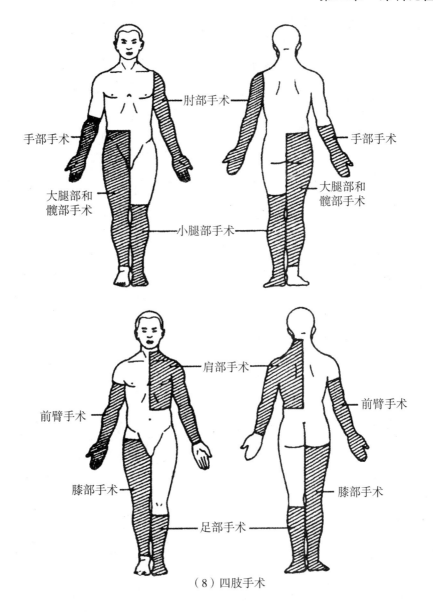

（8）四肢手术

图 2-6 续　不同手术部位的皮肤消毒范围

　　对婴儿、面部皮肤、口腔、肛门、外生殖器，一般用1：1000新洁尔灭溶液或1：1000氯己定液涂擦两遍。注意新洁尔灭棉球或小纱布块应现用现泡，因为棉球浸入新洁尔灭溶液可吸附较大量的新洁尔灭，使其浓度下降，而影响其灭菌效果。故一般不宜浸泡备用。供皮区皮肤用70%乙醇消毒。外伤伤口消毒见清创术。碘酊、乙醇消毒皮肤的效果可靠。近几年1：1000氯己定醇涂擦2遍的皮肤消毒方法已被广泛推广开来，氯己定灭菌效力强，醇做为溶剂可加强杀菌作用。另外对皮肤黏膜的刺激性小、过敏性小，价格低，故可代替碘酊使用。另外，各种类型的聚维酮碘制剂，如0.75%聚维酮碘

（povidone-iodine）灭菌作用强，刺激性小，过敏性小，作用时间长，应用较为广泛。

消毒之后，卵圆钳、弯盘及用过的消毒棉球或小纱布应放在指定的地方由巡回护士拿走。在整个消毒过程中注意保护已洗手消毒的双手。手术时，切开皮肤前和缝合皮肤切口前，均需再用70%乙醇消毒皮肤一遍。

二、铺无菌巾单

手术区皮肤消毒后铺无菌巾单，目的是遮盖住除手术切口需暴露的皮肤之外的其他部位，以避免和尽量减少手术中的污染。门诊小手术仅盖一小洞巾即可。对较大手术，需铺盖无菌巾及巾钳、大小布单。原则上是除手术野外，其他部位至少需4层无菌巾遮盖。铺无菌巾的方法如下：

1. 第一助手皮肤消毒后，先定好手术部位再铺单。双手接过器械护士递过来的无菌巾，注意不要碰到器械护士戴手套的手。无菌巾的一边已折叠1/3，应双手拿折叠的一边，并使折叠部靠近切口。第一块无菌巾盖切口的下方，第二块无菌巾盖对侧一边，第三块无菌巾盖切口的上方，第四块无菌巾盖靠近自己的一侧。切口的下方被认为是相对不洁区（如会阴部、下腹部）。也可以先铺对侧（如头颈部、胸部手术等），原则是先盖相对不洁区、后盖相对清洁区。如果已穿手术衣，则应先盖自己一侧，以保护手术衣的无菌。

2. 无菌巾铺好后，用四把巾钳分别夹住四个交角部以固定位置，避免无菌巾滑动，注意巾钳不要夹到皮肤。或用薄膜覆盖粘贴切口及无菌巾。一旦无菌巾铺好，即不能随便移动位置，若发现位置不妥需调整时只能由内向外，不能由外向内移动。

以腹部手术为例：需消毒巾4块，薄膜手术巾1块，中单2条，剖腹单1条。其铺盖步骤如下：①护士传递第1块消毒巾折边向着助手；②助手接第1块消毒巾，盖住切口的下方；③第2块消毒巾盖住切口的对侧；④第3块消毒巾盖住切口的上方；⑤第4块消毒巾盖住切口的助手贴身侧；⑥将薄膜手术巾放于切口的一侧，撕开一头的防粘纸并向对侧拉开，将薄膜手术巾敷盖于手术切口部位；⑦切口部位下、上各铺中单1条；⑧最后铺剖腹单，开口正对切口部位，先向上展开，盖住麻醉架，再向下展开，盖住手术托盘及床尾（图2-7）。

3. 消毒者铺好无菌巾后，即可用70%乙醇泡手1分钟，然后穿无菌手术衣，戴无菌手套。

4. 由手术者或第二助手协同器械护士铺无菌巾、中、大单。铺无菌单时应注意保护自己的双手，可将戴无菌手套的双手遮在无菌单内，以避免碰到其他未消毒的物品，从上向下顺序铺三块中单，要将手术野皮肤暴露出来。也可不用中单，用一大单代替。

5. 最后铺大洞单，注意将布单上的洞对准手术野皮肤。中、大单的上端应盖过麻醉架和头部，下端应盖住患者足部，下端及两侧应下垂超过手术台边30cm。无菌巾单全部铺好后，最靠近切口的部位至少有四层无菌巾，至手术野边缘逐渐为3层。这样可保证手术过程中的无菌条件。以上方法是以腹部手术为例，其他部位可另加要求，如肛门、会阴手术，应加中单双折置于臀部下；乳房手术加双折中单置于胸外侧之下及肩下，

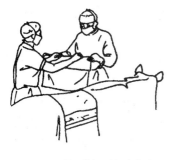
（1）护士传递第一块消毒巾

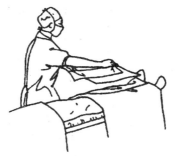
（2）第一块消毒巾盖住切口的下方

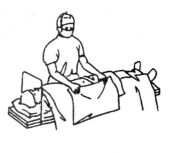
（3）第二块消毒巾盖住切口的对侧

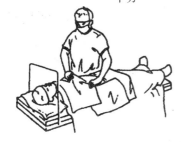
（4）第三块消毒巾盖住切口的上方

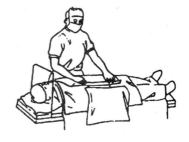
（5）第四块消毒巾盖住切口的助手贴身侧

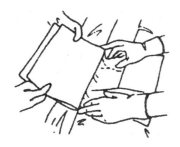

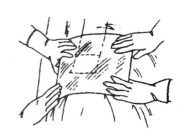
（6）薄膜手术巾覆盖切口

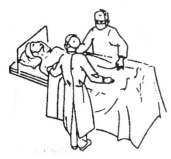
（7）切口下、上各铺中单一条

（8）铺剖腹单

图 2-7　腹部手术的无菌巾单铺放

另一双折中单遮盖上臂托架；头部手术加双折中单置于头下；颈部手术应将手术巾做团，分别填在颈部两侧。注意铺双折中单时，双手应藏在双折中单内，不要接触皮肤。

6. 无菌巾单铺好后，手术人员即可用无菌生理盐水冲洗手套，按各自应站的位置，靠近手术台站好，准备手术。

手术过程中，一旦无菌单湿透，即失去无菌隔离作用，应立即加盖干的无菌巾。铺的无菌单子小，用得数目就多，易分散而暴露出有菌部分，故一般尽量用大单子。用棉布做的无菌巾单的优点是可以清洗，消毒后再用。缺点是棉布无菌巾湿透后，细菌易透过；重复使用，必须严格消毒才能防止交叉感染；且用旧了，会使纤维脱落，产生很多灰尘，纤维间空隙增大，细菌透过性随之增加。用无纺布代替棉布制作无菌巾单和手术衣，一次性使用，不再回收，可节约人力、物力和时间，且不易湿透。

聚乙烯外科手术薄膜使用方法如下：手术野皮肤消毒后，铺四块无菌巾，不必用巾钳固定，选一块比暴露的皮肤大一些的薄膜，打开消毒包装将薄膜取出。把薄膜贴在暴露的皮肤上，连同手术巾一起贴紧。贴时边贴边用消毒纱布或手轻轻抚平，以驱净其下的空气，使薄膜与皮肤密切接触。铺手术单后即可在薄膜上切开皮肤。手术完毕后，将切口两边薄膜掀开少许，切口缝合后将薄膜扯去。

第五节 手术进行中的无菌原则

能否预防手术伤口感染，除了严格做到器械和物品的灭菌、消毒外，手术人员洗手消毒，穿无菌手术衣、戴无菌手套，手术区皮肤消毒和铺无菌巾单都必须符合手术无菌原则，此外，还需要有一定的规章来保持已建立的无菌环境。我们知道整个手术过程的前前后后，无一不是与无菌原则相关的。如果违背这个规章，哪怕是其中一小部受到影响，就会使已经灭菌消毒的物品和手术区域受到污染，而引起手术感染，有时会导致手术失败，甚至使患者的生命安全受到威胁。这些需要手术人员遵守的规章，称之为无菌操作规则。无菌操作规则内容如下：

1. 手术人员洗手消毒后，手臂不可再接触任何未经消毒的物品。穿无菌手术衣、戴无菌手套后，背部、腰部以下和肩部以上是有菌区，不能接触，更不可靠墙而立或坐在未经灭菌的地方。铺无菌单后，手术台边缘以下台单也是有菌区，同样不能接触。

2. 做皮肤切口以及缝合皮肤之前，或者延长切口前，均需用70%乙醇或0.1%新洁尔灭溶液再涂擦消毒皮肤一次，因为皮肤汗腺随汗液分泌，可有细菌带出。

3. 皮肤切口易受细菌感染，所以在行皮肤切口以前，用无菌纱布垫遮盖切口两旁。用无菌聚乙烯薄膜盖于手术野皮肤上，经薄膜切开皮肤，有助于简化有关手续和减少污染。

4. 皮肤、皮下组织切开后，切口边缘用大纱布垫或手术巾遮盖，并用巾钳或缝线固定，仅暴露手术切口。皮肤切开后所暴露的皮肤组织断面，比皮肤表面的细菌还多，所以在断面上则采用较厚的纱布垫覆盖法。对于腹腔感染手术，腹壁切开后，还可将腹膜与护皮的纱布垫间断缝合固定，以保护腹壁组织不受腹腔细菌的感染。

5．手术中如手套破损或碰到有菌地方，应立即更换手套，用干净手去脱脏手手套，不可接触皮肤，换手套后用生理盐水冲洗。前臂或肘部碰到有菌地方，应立即更换无菌手术衣或加套无菌套袖。无菌巾如已湿透，细菌很容易渗透，应加盖干燥的无菌巾。手术衣如湿透应加包无菌巾或更换手术衣。口罩如湿透也应更换。

6．切开空腔脏器前应用纱布垫保护周围组织，并随时吸除外流的内容物。被污染的器械和其他物品应另放一盘内，不能重复用于无菌区。全部污染手术后，手术人员应用无菌生理盐水冲洗或更换手套。持针器、缝针、剪刀如需再用，应在生理盐水中刷洗、新洁尔灭浸泡后方使用。以尽量减少细菌污染。

7．尽量减少空气污染，手术间的门窗应关闭，出入走侧门，尽量减少人员走动，以避免引起阵风。除讨论病情外不应进行与手术无关的谈话。不准向手术区咳嗽、打喷嚏，避免飞沫污染。

8．手术人员头面部出汗，应及时将头转向一侧，请巡回护士用纱巾轻轻擦去汗水，或在额部加一无菌汗带防止滴汗。要防止汗珠或纱布纤维落到手术台上，如有应立即加盖无菌巾。

9．手术人员站立位，头不能过低，否则会影响他人视线。如口罩、帽子、眼镜有问题，应请他人协助处理。手套有血液或粘有线头，应用纱布擦掉，不可向手术衣上涂擦。

10．手术者尽量缩短手术时间，减少组织损伤，若时间超过6小时，应在手术区周围重新加盖无菌巾。同时更换口罩。

11．手术人员无特殊情况不得离开手术台，更不可走出手术间。施行感染手术的人员，手术后不得到其他手术间走动。

12．手术开始前，器械护士与巡回护士清点纱布、器械、缝针数目。手术中要保持手术区整齐清洁，不可将纱布、器械等物品随便留置于手术野内。应尽量减少台上纱布。用完的器械要随时送回器械台上。手术结束时，检查胸、腹腔或手术腔道是否遗留物械，器械护士、巡回护士和手术者共同核对纱布、器械等，待数目无误后，方可关闭切口。防止异物遗留于体内，造成感染，甚至危及生命。

13．参观人员，每个手术间不得超过3～5人，不可太靠近手术人员（1m）或站得太高，也不可经常在室内走动。更不可到其他手术间去，以减少污染及交叉感染的机会。条件好的教学医院手术室设闭路电视，参观人员可在电教室观看手术情况。

以上手术进行中的无菌原则，所有参加手术的人员都必须认真执行，实习医师和住院医师必须熟悉、掌握，从严要求，如有违反，应立即给予纠正。

（文兆峰　孙全波）

第三章　手术室和常用手术器械

第一节　手术室和实验室及其管理制度

一、手术室及其管理制度

(一)手术室

手术室是为患者做手术和抢救治疗的重要医疗技术部门。要求建筑布局合理,设备齐全,无菌条件高,管理制度严格。

手术室一般设在病房大楼的高层或与病房楼相通的独立手术楼内。手术室要求与监护室、手术科室、血库等有关部门都有直接的通道,以利于搬运患者,保持环境洁净,防止交叉感染。手术间一般设北边,因北边光线稳定,且无强烈的日间阳光照射。设有两重宽大的玻璃窗,其中一道为磨砂玻璃。南边为小手术间、办公室及各种操作间。手术间的数目与医院的手术病床数相配套,一般每100张手术病床配5～6个手术间,中等手术间为40m²,小的手术间不小于24m²,个别需要仪器较多的心脏手术间为50～60m²。手术间的地面要求坚硬、光滑,以水磨石、瓷砖或大理石为好,可防火、耐洗、耐蚀、不易着色、易于清洁。地面应有一定的倾斜度,低位设有下水地漏。墙壁也要坚硬、光滑、上面涂浅绿色或浅蓝色,浅而柔和的颜色,可以减少光线刺激。墙角、地角为圆形,以便于清洁。手术间的正门采用合页门或自动门,而不用弹簧门,以防止门的摆动而引起较大气流,使灰尘、细菌飞扬。手术间内应有固定位置放手术台、麻醉桌、麻醉机、器具托盘、器械桌、敷料污物桶、麻醉凳、垫脚板等常用、必备的物品和用具。手术中备用的药品和物品,可放壁柜内。手术台位于中间,手术台上方悬吊可转动的手术无影灯,要求无影、亮度好、易调节、易清洗、低温度,并备有能搬动的立式照明灯。天花板上设数个日光灯或四周墙壁上设壁灯,以使室内光线明亮、均匀、柔和而不耀眼,近似自然光线。现代化的手术间采用中心供氧、中心吸引、输液吊架及电源线均设在离开手术台上方的天花板上,以减少地面的杂乱,电源有防火装置,防止易燃气体燃烧和爆炸。手术间天花板上设手术观摩台,现代化的手术间加设手术闭路电视,摄像机1～2架,固定在手术台上方一定角度的吊架上,向控制台投影,参观学习者可在手术室外电教室观看整个手术过程。这样既达到教学目的,又避免手术间的污染。手术间有空调和暖气设置,以保持为20～25℃,相对湿度在50%左右。如在基层医院用电风扇降温,注意不要直接吹向手术台;如用火炉取暖,注意避免灰尘飞扬和煤气中毒,炉门应砌在手术间外。另外手术间配有电子钟表、温度表、X线观片灯。

现代化的手术室还设有净化空气的层流设备,如心脏手术、脏器移植、人工关节置换术、颅脑手术等要求无菌条件高,应设层流设备。在手术过程中,仍会有细菌从患者身上的手术巾、医务人员的手术衣上逸出和呼吸时通过口罩漏出。这些微生物附着在微粒载体上，呈乱流状态弥散于空间，层流设备可使经过微孔的洁净空气不断冲击手术区，冲走手术期间产生的细菌，使手术区的空气得到净化。层流分为垂直和水平层流两种，前者净化空气的效果优于后者，但价格较贵；后者设备较简单，可在原手术室内改造。每个手术间，在离地面 2～2.5m 的空中吊挂紫外线灯，按 2.0～2.5W/m 计算，决定灯管数目。一般大手术间 45W 的紫外线灯设 4～5 具，小手术间设 2 具。在无人的情况下，照射 1h 即可。

现代化的手术间内配备各种心电监护仪器，便于手术人员随时测定、观察患者的心脏循环功能改变。

手术室还附有洗手间（或在走廊内）、消毒间、器材间、器械清洗间、无菌敷料间、敷料准备间、储存间等。洗手间有刷手池槽，有盛有 70% 乙醇或 1∶1000 新洁尔灭溶液的泡手桶。如用速干性洗手剂，则可省去泡手桶。消毒间内有单独的煮沸和高压灭菌设备，以便进行紧急的用品灭菌。较大规模的手术室内，外科、妇科、产科、五官科、口腔科均有各自的手术间。另外手术室还应有单独的感染手术间，完成清创、切开、引流等手术，一般设在手术室靠近入口处。

手术室应分三个区域：非限制区、半限制区、限制区。非限制区在手术室最外边，包括接送患者区、工作人员出入口、更衣室、休息室。半限制区在中间，包括手术室办公室、器械室、敷料准备室及通向限制区的走廊。限制区在内侧，包括手术间、刷手间、灭菌间。为保持空气及地面洁净，在半限制区、限制区内必须戴口罩、穿手术室的衣裤和胶底鞋。有的手术室内设麻醉苏醒室，由麻醉师、手术人员和护理人员管理，待患者苏醒后再送回病房。现代化的加强治疗单位或称重症监护病房（intensive care unit，ICU）一般设在手术室外与手术室相连接，对术后危重患者进行监护，由原手术人员和专门护理人员共同管理患者。

（二）手术室的管理制度

1．择期手术应于前一天上午 9 点前送手术通知单。如需特殊器械、物品应注明。急诊手术随时通知手术室，同时或随后送通知单，如急诊手术与择期手术有冲突，应先做急诊手术。

2．手术人员应比排定的手术时间提前 30min 进手术室做准备工作，手术如有更改，须通知手术室。

3．手术室内应保持肃静，不准大声谈笑，以保持精力集中。不准吸烟及携入食物。

4．除手术人员及参观人员，其他人不准入内。有呼吸道感染或化脓病灶者不得进入手术室，前者在特殊情况下可戴两层口罩进入。

5．进手术室必须换穿手术室准备的衣裤和胶底鞋，手术衣物不可穿出手术室外。手术结束后衣裤、胶底鞋应放在指定的地方。

6．患者进手术室应换手术室专用的平车，以防止病房的平车带入外部细菌，污染手术室环境。

7．先做无菌手术，后做污染手术，严禁在一间手术室内同时做无菌和污染手术。乙肝患者应在专门的手术间做手术。

8．手术时，直通外界的窗子要处于关闭状态，手术进行时手术人员走侧门，尽量减少不必要的走动，移动时步履要轻，以减少空气中的飞沫污染。

9．每日手术后要进行清扫；每周要彻底清扫一次。做到三洁（清洁地面、墙壁、所有室内物品），清除污液、敷料和杂物，擦去手术台、地面、脚凳的血液。要用肥皂水刷地面，用沾有 0.5% 来苏儿溶液的地板拖擦地，可避免灰尘飞扬，地板拖用后清洗干净，晾放于通风处，防止细菌孳生，或用煮沸的水浇在地板拖上浸泡 10min 也可消毒。或用加热洗衣机，将拖把头用布套住，放在洗衣机内，加热至 65℃，10min 即可。

10．手术后空气消毒：一般用紫外线灯照射，或定期用乳酸消毒法，按 $100m^2$ 空间，用 80% 乳酸 12ml 倒入锅内（或再加等量的水），放酒精灯上加热，待蒸发后将火熄灭、紧闭门窗 30min 后再打开通风。铜绿假单胞菌感染患者的手术后，用乳酸消毒法进行空气的消毒，1～2h 后，开窗通风 1h，室内物品用 1∶1000 新洁尔灭液揩洗。破伤风、气性坏疽、HBsAg 阳性患者尤其是后者手术后，先用甲醛熏蒸法进行空气消毒，封闭 1h 后，开窗通风，地面和物品用 0.2% 过氧乙酸或 0.2%～0.5%84 消毒液刷洗。

11．手术间内的物品要做到三定（定物、定位、定量），有专人管理，用完放回原处。

12．手术进行时手术人员不得随便离开手术间；值班人员要坚守岗位，随时接收急诊手术，不得擅离职守。

13．手术室要做好防火措施，备足消防器材，凡有毒、有害及麻醉药品均应严格管理。

14．参观手术者，应于前一天与医务处联系，由医务处征得手术室同意后方可入内。实习学生，需按课程进度表进行实习，由带课教师事先联系安排，不得擅自参观。

15．实习学生应戴无菌的口罩帽子，衣裤换穿手术室备用的。参观结束后衣裤应放回指定的地方。

16．参观手术者一切准备妥当，待在手术间准备工作做完后，方可进入指定的手术间。实习学生由教师分组带入。每间手术室一般不超过 2～3 人，室内总人数一般不超过 15 人。

17．参观手术者及实习学生应严格遵守无菌操作规则，站离手术人员 1m 远处，不得站离距手术台太近或太高，以免影响无菌操作及手术进行。

18．参观人员及实习学生不得在手术间内任意走动或任意由一手术间串行至其他手术间。参观严重感染手术后，更不应再到其他手术间。

二、实验室及其管理制度

（一）外科学总论实验室

实验室是外科总论教学的重要实习基地。也是临床医师、研究生进行科研课题及动物实验的重要场所。主要实验内容如下：外科无菌术；外科手术基本操作；各种动物实验课（包括静脉切开术、清创术、阑尾切除术、肠切除肠吻合术、胃空肠吻合术），实验室一般设在临床教学实验楼内，设有教师办公室、男女更衣室、敷料准备室、洗手间、实验室（或称手术间）数间、器材药品储存室、动物饲养室等。房间备有暖气和良好的通风设施、照明设施。基本上依照医院一般手术室条件建设，不同的是实验室（手术间）要尽量大一些，能同时放数张简易手术台，以适应学生分组同时开几台实验、教师巡回检查指导的实验特点。简易手术台既可做动物实验，又可用来做外科基本技术练习和皮肤消毒、铺无菌巾练习。实验室还固定有麻醉桌、器械桌、器械托盘、无影灯、紫外线消毒灯、药品消毒柜、吸引器及氧气瓶等。

（二）实验室管理制度

1．学生上实验课不迟到，不早退。

2．进入实验室后保持肃静，不准大声喧哗及谈笑，注意卫生，不准吸烟。

3．穿干净的隔离衣，戴自备的干净的口罩、帽子，与实验无关的物品勿带入室内。

4．爱护实验仪器、设备及动物，未经许可不准乱动。

5．注意节约实验材料，无故损害公物者，须向教师报告，然后根据情节酌情赔偿。

6．上实验课要认真严肃，细心听讲，精心操作，对违反操作规程的要给予批评。

7．实验课结束后，将仪器、用具检查完好后，归还原处。清扫室内卫生。

8．实验课顺序各班交叉进行，以课程进度表为依据，不得随意更改，

9．教师认真备课，每堂课应提前到实验室准备实验。实验课结束后，检查仪器、设置完好，切断电源，最后离开实验室。

10．实验室需做好防火、防盗，管好电源。备足防火器材，凡属有毒、有害、易燃易爆物品，应严格遵照危险品管理制度管理好。

（武兴汝　杜文波）

第二节　外科手术常用器械的识别、用途和用法

外科手术器械有许多种。而且，人们仍在不断地改进和设计新的器械。目前，通用手术器械的名称、用途及使用方法如下：

一、手术刀

（一）手术刀的种类

医用手术刀有固定刀柄和活动刀柄两种。前者刀片部分与刀柄为一整体，目前已少使用；后者刀片与刀柄分离，可以随时更换刀片。

刀柄与刀片根据不同需要设计有许多种型号。图 3-1 所示为几种常用的刀柄与刀片。

最常用刀片（10 号、20 号、21 号、22 号）为肋状背缘及圆突的刀刃。小形刀片（15号）因其运行较为灵活、精确，常用于整形及小儿外科等精细手术。有几种为特殊用途而设计的异形刀片：①形如钩状的 12 号刀片，用于拱形切开鼓膜以引流中耳感染；②刺刀状的 11 号刀片，用于反挑式切开脓肿及精细解剖分离。与不同类型刀片配合使用的刀柄，常用者为 4 号刀柄，用于安装较大刀片；3 号刀柄用于安装小型刀片。此外，尚有细长的 7 号及 9 号刀柄，其前端与 3 号者等大，可用同型刀片。7 号刀柄常用于眼、耳鼻喉等科手术。3 号者多用于整形外科。

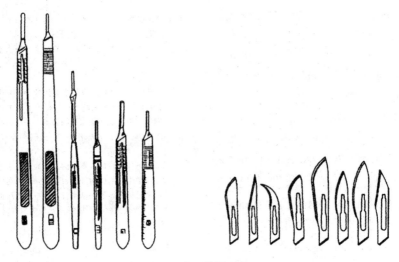

图 3-1　手术刀片及刀柄

（二）更换刀片法

手术刀片可以更换。更换刀片时，左手握持刀柄，右手用持针器（或血管钳）夹住刀片近侧端轻轻抬起并向前推使刀片与刀柄脱离（图 3-2）。安装新刀片时，与上述动作相反，先使刀柄尖端两侧浅槽与刀片中孔上端狭窄部分衔接，向后拉刀片使其根部就位。

（三）执刀法

使用手术刀时要求既能牢稳地控制又能灵活运行，使其能在切口全长范围内比较均匀一致地达到预期的切开深度。行刀主要靠腕部及手指各关节的活动。执刀方法有 4 种（图 3-3）：

1. 执弓式　用右手拇指与第三、四指捏住刀柄，示指放在刀片背缘上。用刀片之最圆突部分，亦即刀片之最锐利部切开。此法运行灵活、动作范围大，切开平稳有力、适用于做较长的皮肤切口。

2. 执笔式　执刀方法与执铅笔姿势相同，用刀片之尖部切割。此法动作轻巧、精

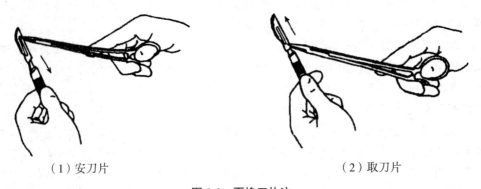

（1）安刀片　　　　　　　　　　　　（2）取刀片

图 3-2　更换刀片法

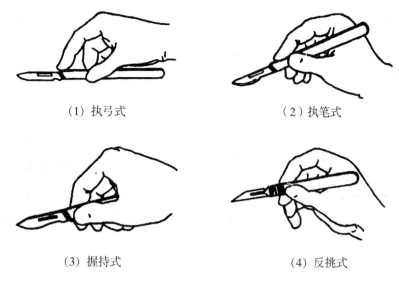

（1）执弓式　　　　　　　　　　　（2）执笔式

（3）握持式　　　　　　　　　　　（4）反挑式

图 3-3　执刀法

细，用于做短小切口或分离血管、神经。

3．握持式　全手握持刀柄，拇指与示指紧捏刀柄之刻痕处。此法用于切割较坚韧或体积较大的组织。例如，截肢切断肌肉时常用此法。

4．反挑式　常配用 11 号刀片。刀刃向上，刀尖刺入皮肤后向上挑以扩大切口。此法多用于小脓肿切开，可以避免损伤深层组织。

二、手术剪

手术剪是仅次于手术刀的常用手术器械。按照不同需要设计，常用的剪刀有：

1．组织剪　又名解剖剪（图 3-4）。其刃部有直、弯两型；柄部有长短不同的尺码。各型组织剪的刃部均较线剪短而厚。其尖端较圆钝光滑。除剪开组织外，组织剪有时也用于分离组织，扩大组织间隙，以便剪开表浅组织；弯组织剪用于剪开伤口内之深部组织。

2．线剪　线剪刃部比组织剪薄而略长。其两刃部顶端或均尖锐，或一尖一圆或均圆钝（图 3-5）。二刃部顶端均圆钝者，通常当作线剪使用，尤其适用于深部剪线。其一端或两端尖锐者，除可用作浅部剪线及拆除缝线外，还可用于某些手术中，在狭小空间内做细微剪开。例如，指（趾）甲部分切除术时即需将剪刀之尖端伸至甲下剪除部分指（趾）甲。另有一种改形的线剪，在一侧刃部上有凹口。可利用该凹口紧紧钩住将要剪断的缝线，以避免用普通线剪时缝线在刃部上滑动。适用于拆除缝线。

执剪刀时，拇指与环指分别插入两侧环内。中指置于环指前，示指压在剪刀轴上（图 3-6）。如此可以很牢稳地控制住剪刀，以减少颤动。

在一般情况下使用剪刀刃部之远侧部分进行剪切。若遇坚韧组织需行剪开时，需用剪刀刃之根部剪开，以防损伤剪刀刃之前部。为了避免误伤重要的组织结构，必须在清

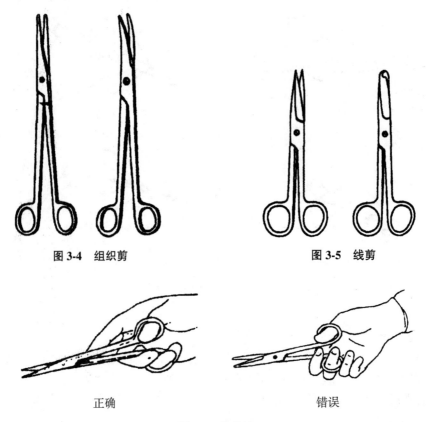

图 3-4 组织剪   图 3-5 线剪

正确   错误

图 3-6 执剪法

楚地看见两个尖端时再闭合剪刀。在伤口或胸、腹腔等深部位置使用线剪有可能发生误伤重要组织结构，不得使用前端尖锐的剪刀。

三、手术镊

主要用于夹持或提起组织，以便于进行组织的剥离、剪开或缝合。手术镊的种类很多，名称亦不统一，常用的有：

1．有齿镊 又称外科镊或组织镊。镊子两侧尖端相对面上有二至数个牙齿可以互相咬合（图 3-7）。齿又分粗齿及细齿。粗齿夹持力强，但对组织损伤较重。用以夹持皮肤、皮下组织、筋膜等坚实的组织，不易滑脱。细齿镊用于肌腱缝合及整形等精细手术。不能用有齿镊夹持空腔脏器或血管、神经等纤弱器官、结构，以免造成损伤。

2．无齿镊 又称解剖镊或平镊。无齿镊用于夹持纤维组织及器官。两侧前端相对面上有横纹防止夹持物滑脱（图 3-8）。精细的无齿镊对组织损伤极轻，用于血管、神经手术或夹取嵌入组织内的异物碎片。

执镊时用拇指与示、中二指捏住镊子的中部（图 3-9）。左、右手均可使用。在手术过程中常用左手持镊夹住组织，右手持手术刀或剪刀进行解剖，或持针进行缝合。

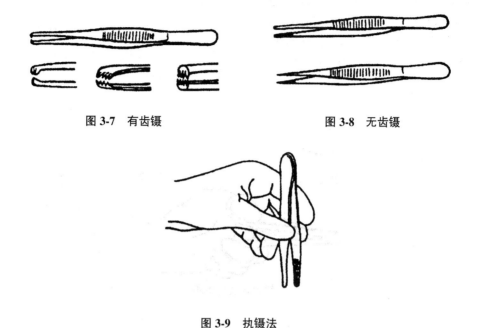

图 3-7　有齿镊　　　　　　　　　　　图 3-8　无齿镊

图 3-9　执镊法

四、血管钳

又名止血钳，用以钳夹血管或出血点及钝性分离组织用。血管钳分直、弯，有齿、无齿，大、中、小及蚊式等规格（图 3-10）。浅部止血多用直血管钳，深部止血常用弯血管钳。有齿血管钳对组织创伤较大，多用于夹持较厚的坚韧组织或拟行切除的病变组织以防滑脱。在精细的手术或钳夹小血管时需用蚊式血管钳。在使用血管钳时要尽量少夹组织，以免造成不必要的组织损伤，也不要用血管钳夹持坚硬的组织，以免损坏血管钳。

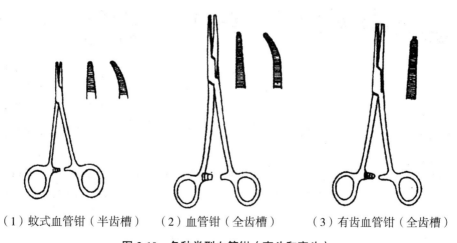

（1）蚊式血管钳（半齿槽）　　（2）血管钳（全齿槽）　　（3）有齿血管钳（全齿槽）

图 3-10　各种类型血管钳（直头和弯头）

　　执血管钳法（图 3-11）与持剪刀法基本相同，拇指及环指分别插入血管钳之两环内。示指放在轴上起稳定血管钳的作用。特别是用长血管钳时可避免钳端摆动。松开血管钳时用左、右手均可。用左手松血管钳时，拇指与示指捏住一个钳环，拇指向下压，中指及环指向上顶推另一钳环即可松开。用右手松血管钳时，将拇指及环指分置于二钳环内。捏紧使钳环松动，再将拇指内旋即可松开（图 3-12）。另一用右手松血管钳法为：用右拇指与中指、环指捏住一钳环，示指抵住另一环。拇指向下压，同时用示指桡侧向上推另一环即可将血管钳松开。

五、组织钳

　　组织钳又称鼠齿钳或 Allis 钳。此钳弹性较大，尖端有细齿，夹持组织时不易滑脱（图 3-13）。常用以牵拉皮肤、筋膜、肌肉、腹膜或肿瘤包膜。牵拉皮肤时，要夹在紧贴皮肤的皮下组织上，以免造成皮肤坏死。组织钳不能用以夹持或牵拉内脏或神经、血管等脆弱组织。

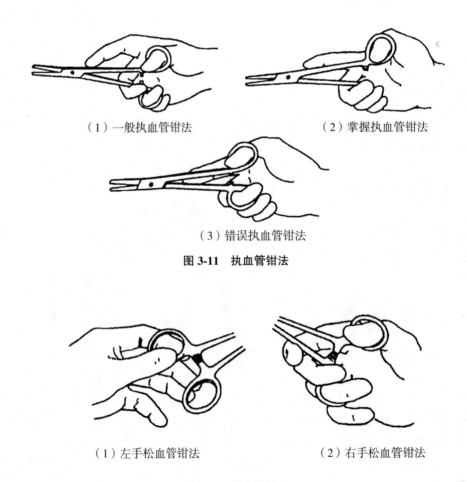

（1）一般执血管钳法　　　　　　　　（2）掌握执血管钳法

（3）错误执血管钳法

图 3-11　执血管钳法

（1）左手松血管钳法　　　　　　　　（2）右手松血管钳法

图 3-12　松血管钳法

六、巾钳

巾钳前端有二尖锐弓形钩齿（图 3-14）。常用以固定铺在手术切口周围的手术巾。使用巾钳时，要注意避免刺伤皮肤。巾钳有时也用于牵拉肋骨、髂骨等坚硬组织。

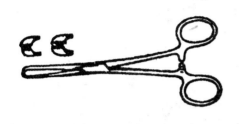

图 3-13　组织钳　　　　　　　　　　　　　图 3-14　巾钳

七、环钳

环钳柄长，两顶端各有一卵圆形环，故又名卵圆钳。其前端分直、弯，内面上分有、无横纹（图 3-15）。其内面光滑者用作夹持内脏。内面上有横纹者可以夹持纱布，因而又名为海绵钳。用作皮肤消毒，深部伤口内蘸血或吸净积液。

八、肠钳

肠钳用于肠吻合时夹持肠管。有直、弯两种。两臂薄而长，富有弹性，对组织损伤小。其内侧相对面上有纵向平行浅齿槽，可防止肠袢滑脱（图 3-16）。使用时常在一侧或两侧套上软橡胶管，可以进一步减少对肠壁的损伤。

九、牵开器

牵开器又名牵引钩或拉钩。用于牵开浅层组织或器官，改进手术野的显露，便于深部手术的进行。牵开器有许多类型，可根据其使用方法分为两大类：一种由助手握持；另一种不需人力握持，由设计机械力使切口保持在开放状态。

1. 握持式牵开器　顶端有扁平形、鞍形、耙形等。各型顶端均有宽窄、长短不同规格（图 3-17）。扁平及鞍状顶端者可用于牵拉各种组织。牵拉肌肉或瘢痕组织时，常需用耙状牵开器，甚至齿端尖锐的耙状牵开器以防滑脱。但需注意避免刺伤组织内血管、神经或空腔脏器。使用握持式牵开器时，助手采取手掌向上的握式可以维持较长时

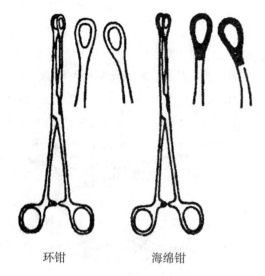

环钳　　　　　海绵钳

图 3-15　环钳与海绵钳

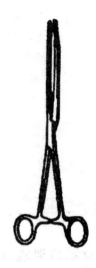

图 3-16　肠钳

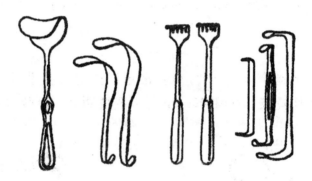

图 3-17　牵开器

间（图 3-18）。

2．制动式牵开器　又称固定牵开器。两顶端分开时靠机械作用力将口两侧组织撑开、并维持在此位置，不需助手握持，直至手术结束（图 3-19），其用于腹腔手术者还可附加一个侧拉牵引钩，在下腹部或盆腔手术时牵拉膀胱用；中上部腹部手术时可将之卸下。

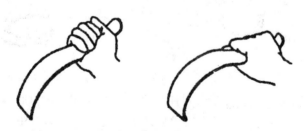

图 3-18　牵开器握持法

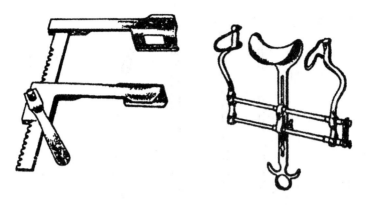

图 3-19　制动式牵开器

使用任何类型牵开器均需注意：①在牵开器顶端与被牵开组织之间要衬垫湿纱布垫，以保护被牵开之组织或器官，并防止牵开器滑脱；②不可用暴力牵拉，以防造成组织损伤。

十、探针

一般为铜制或银制。质软，易于弯曲。常用的有三种（图 3-20）：

1．圆头探针　两端均为圆珠形钝头，用于探查伤口、窦道或瘘管。

2．有槽探针　在探入拟行切开的瘘管或脓腔后，用刀片刃侧向上，背侧沿沟槽进行切开，可避免偏离瘘管或脓腔。也可作为试探性探脓引导物之用。

3．有孔探针　一端圆钝，杆上无槽，另一端有孔，可以引线或纱布条贯穿瘘管。

在使用探针时，应缓缓深入，不得用暴力，以免穿透正常组织或误伤重要器官。

十一、刮匙

用以刮除瘘管、窦道等病灶内及壁部之肉芽及坏死组织。根据手术需要设计有多种不同长度、弯度及弯曲方向的刮匙（图 3-21）。使用刮匙时也应注意动作要轻柔，以防损伤重要器官或大血管。

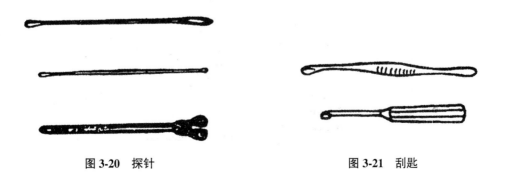

图 3-20　探针　　　　　　　　　　　图 3-21　刮匙

十二、吸引器头

用于抽吸伤口或胸、腹腔内积血、积液或排空空腔脏器。其用于胸腔者为一较长且轻度弯曲的单腔管。后端膨大为手柄，端部以橡胶管连接于吸引器或负压瓶上，顶端圆钝，上有数小孔。用于腹腔时，需用套管式吸头。其内管顶端开口外管上有许多小孔，用以防止大网膜及肠壁等组织被吸附时将内管开口堵塞。脑外科手术使用的吸头带有侧孔，可以调节吸液时的负压（图3-22）。

十三、缝合针

简称缝针。为不同部位、不同组织缝合设计，有多种型号和规格。并再以粗细及长短自成系列（图3-23）。

1．形状　缝针分弯针及直针两种。弯针缝合组织较深，并可在深部腔穴内操作、应用范围较广。用弯针进行组织缝合时，需用持针器夹住缝针。直针用于操作空间较宽阔的表浅组织缝合，应用范围不如弯针广泛，由于用直针缝合不需持针器，故操作较用弯针简便。

2．断面　针的横断面可为圆形或两侧带有切刃。断面为圆形者为圆针；断面有两刃为三棱形者称为三棱针（或三角针），一般软组织缝合均应选用圆针。三棱针以其两侧带有利刃，穿透力强，但对组织损伤也较大，一般限于缝合皮肤，有时也用于缝合软骨及粗壮的韧带等坚韧组织。

3．针尾　针尾部有针孔者有两种。一种是普通孔，缝线由针孔穿入，较为常用。另一种是弹隙孔，缝线可由针尾部裂隙压入针孔。其优点为挂线比普通孔快。缺点为线容易脱出，且因缝线挤过裂隙而磨损易断。此外，因其裂隙尾部两翼张开，缝合时针尾造成组织损伤较普通孔之圆钝尾部者严重，故弹隙孔针现已较少应用。另有一种缝针名无创伤缝针，其尾部没有针孔，以衔夹方法带有细丝线，用于血管、神经等纤细组织的缝合。

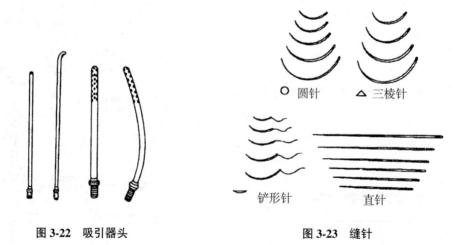

图3-22　吸引器头　　　　　　　图3-23　缝针

十四、持针器

又名持针钳，用于夹执弯针进行缝合。用直针缝合不需用持针器。持针器也因应用场合不同而有多种型号。

所有持针器均有较宽阔的前端，其相对面上有不同类型的刻痕，用以增加执针的稳定性（图3-24）。持针器夹针时应夹在针体中后1/3交界处。若夹在针的尖端，则不能穿透较多的组织；若夹在针尾部，缝合时容易将针折断。尽量用持针器喙部前端1/4部夹针，因喙后部（近轴部）变宽，若用该部夹针容易将针折断或夹直，损伤缝针及组织。

使用持针器的姿势有两种。一种方法为手掌把握持针器之后半（图3-25），各手指均在环外，示指放在近钳轴处。用此种握持法进行缝合时穿透组织准确有力，且不易断针，故应用机会较多。另一种方法同执剪刀法，拇指及环指分别置于一钳环内，用于缝合纤细组织或在手术野狭窄的腔穴内进行缝合。后法不易穿透较厚、韧的组织，在外科使用机会较少。用持针器夹持弯针进行缝合时，于针尖刺入组织后、循针之弯度旋转腕部将针送出。拔针时也应循针之弯弧拔出。

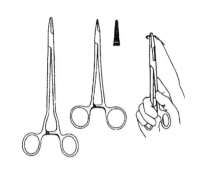

图 3-24　持针器

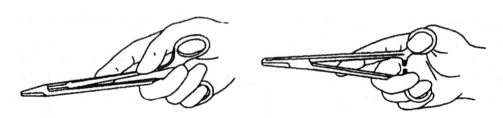

图 3-25　握持针器法

（武兴汝　刘　岳　杜文波）

第四章　外科手术基本操作

尽管手术名目繁多，难易程度也各有不同，但任何手术都是由切开、手术野显露、止血、结扎、分离、缝合、剪线等基本技术来完成的。因此，手术基本技术操作是否正确，熟练程度如何，可以直接影响手术效果。例如，若止血结扎不牢或结扎方法不正确，可能发生线结滑脱，轻者可以发生血肿，影响组织愈合；重者可以发生致命性大出血。

第一节　切　开

1. 切口的选择　切开病变表层组织（切口）是显露、处理病变的开始。切口选择是否得当，关系到手术区的显露，因而直接影响到手术能否顺利进行及手术效果。除面部、手、乳晕、肛门等特殊部位外，切除位于皮肤皮下组织内，体积较小、位置表浅的病变，一般多于病变表面做皮肤切口。对某些特殊部位、深部病变，包括胸、腹腔内脏及四肢关节等部位手术需行较长切口时，要考虑：

（1）切口应尽可能做在病变附近，以便能通过最短途径显露患处。根据患者的体形、病变位置的深浅、病变性质、手术难度及麻醉条件等因素来计划切口的位置及长度。切口不应过长，以免不必要的组织损伤；但也不宜过短，因显露深部困难而用力牵拉，也可造成组织挤压或撕裂性损伤，因而影响组织愈合，或在出现意外情况时不便处理。

（2）切口应避免损伤较大血管、神经等重要组织结构，并在必要时可将切口延长。因此，在乳房上所做切口要在以乳头为中心的辐射线上，以保护乳腺小叶及乳腺管，乳晕区切口则应沿乳晕边缘做弧形切开，以保护在乳头下集结成束的乳腺导管。

（3）考虑到切口及其愈合后所成瘢痕可影响局部的正常功能活动和美观，应尽量按照皮肤纹理（Langer 氏线）走行方向设计切口，以减少皮肤切口张力，有利于组织愈合及避免切口愈合后瘢痕过宽。在四肢的手术切口应避免垂直通过肘窝、腋窝、腘窝等关节活动部位及指端掌侧面、手掌及足底等敏感或负重部位。在手指侧面上切开引流指端或腱鞘脓肿时，切口不得越过指间横纹，以防影响指间关节的活动。

2. 组织切开　拟做较长或特殊位置切口时，可用棉棒蘸 1% 龙胆紫溶液画上切口标记，然后进行皮肤消毒及铺无菌巾。也可于切开皮肤前先用刀尖背侧轻轻画出痕迹，并做数条与切口垂直的短线，以便术后准确缝合。在做较长切口时，由术者与助手各用其左手尺侧将切口两侧皮肤固定（图 4-1），然后在二手间做切口。行短小切口时，由术者用左手拇指及示指将切口两侧皮肤固定，然后在此二指间做切口。

切开皮肤时，先将刀柄向上用刀刃尖部切开皮肤全层后，逐渐将手术刀放平至与皮肤成 30°～45° 角，用刀刃圆突部分进行切开。至计划切开之全长时，又将刀柄抬高，用刀刃尖部结束皮肤切口。切开时用力，要均匀、适中，要求能一次将皮肤全层整齐、深浅均匀地切开。应避免用力不均，切开深度不一致或反复切割造成皮肤切口边缘成锯

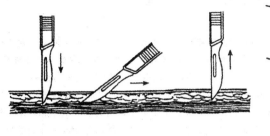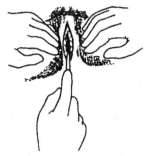

图 4-1　皮肤切开法

齿状。可在废书上练习匀力切开，检视切开纸张页数及曲直，作为初期练习的开端。

剪开筋膜或肌膜时，可先在筋膜或肌膜上做一小切口，用组织剪伸入至其深面，张开剪刀，使之与深层组织分离后再行剪开。

切开腹膜时，为了避免伤及腹腔内器官，一般先由术者用有齿镊夹起腹膜，助手用弯血管钳或有齿镊在距术者所夹腹膜对侧约 1cm 处另将腹膜夹起。然后术者与助手分别交替放开并再重新将腹膜夹起。每次交替时均应尽量减少所夹腹膜。在两镊间将腹膜切开。注意有无气体（液体）逸出。术者将左手示、中二指伸入腹腔，检查腹膜深面。证实无腹腔内器官与腹膜粘连后，在二手指间将腹膜剪开至与浅层组织切口等长（图 4-2）。

3．切开的注意事项

（1）组织切开必须按解剖层次逐层切开。要尽量按该组织的纤维方向切开。防止刺入过深，以免损伤深部组织或重要神经、血管。在深部行组织切开时，尤应谨慎从事。应结合组织分离在直视下进行。

（2）切开时手术刀必须与所切开组织保持纵向垂直，不得向左或右侧倾斜。在对皮下脂肪层较厚的患者做切口时，注意勿将皮下脂肪向一侧牵拉，以免偏离切开线。

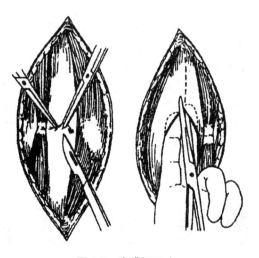

图 4-2　腹膜切开法

51

（3）手术刀必须锐利。刀刃变钝不但给拟行切开的组织带来不必要的挤压伤，而且因用力不易掌握，有时会突破浅层组织伤及深部重要组织。

第二节　止　血

在手术过程中，组织切开、剥离、切除等操作均可导致出血。及时而彻底地止血不仅是手术过程中保证良好显露，使手术得以顺利进行，尽量减少出血量等基本要求的重要措施，而且还直接涉及术后愈合、并发症的发生，乃至患者的安全。常用的止血方法有：

1. 结扎止血法　多用于皮下组织等浅层结构或有相当空隙的深部内小血管出血。先以血管钳尖端与出血组织面垂直准确夹住出血点。要尽量少夹出血血管以外的组织。助手将血管钳轻轻提起，使之尖端向下。术者将结扎线绕过血管钳。助手将血管钳放平，尖端轻轻挑起，并将血管钳侧立，使一侧钳端外露。术者在钳端下面做结扎。打完第一个单结后，术者保持结扎线紧张后，助手将血管钳轻轻放开并向后撤出，术者将第一单结进一步拉紧后，再做第二个单结。结扎时应避免突然用力，并应于拉紧结扎线时保持两手与结扎处三点在一条直线上，避免向任何方向牵拉，以防组织撕伤或将结扎线折断或线结滑脱。

结扎血管时，应选择粗细适宜的丝线。过细的线容易勒破血管壁；过粗则不易扎紧，结扎较粗血管时，应做三重结扎或贯穿缝扎。结扎处不宜离血管断端过近；所留结扎线尾也不宜过短，以防线结滑脱。如出血血管包埋在大块组织内，应将其分离后再结扎。

结扎止血方法简便，不需特殊设备，应用广泛。但若钳夹出血点时钳夹组织过多，结扎后伤口内留有较多坏死组织；或因结扎线过粗或线尾过长而致伤口内异物过多，均可成为伤口感染或切口愈合不良的诱因。

2. 缝扎止血法　又名贯穿缝合止血法。多用于较大血管出血，结扎有困难，结扎线可能滑脱时。需用血管钳将血管及其周围组织横行钳夹。在血管钳下面缝针两次穿过组织做"8"字形贯穿缝合。两次进针处应尽量靠近，以免将血管遗漏在贯穿缝扎之外（图4-3）。但要注意避免刺伤血管，否则可发生血肿或出血。

对较粗血管应先用中号或粗丝线做一道结扎，然后在结扎线的远侧再做贯穿缝扎。

3. 电凝止血法　适用于较大面积的小血管出血。先用血管钳将出血点逐个钳夹。进行电凝止血时轻轻向上提起血管钳，使之除所夹的出血点以外，不与周围组织接触。擦净血管钳端周围组织上的血液。将电凝器与血管钳接触，待所钳夹组织发烟，即可停止电凝，松开血管钳，完成止血。由于电凝止血不易控制其电灼深度，故电凝时间不宜过长，以免烧伤组织范围过大、坏死组织过多而影响切口愈合。在空腔脏器、大血管附近及皮肤等处不能用电凝止血，以防发生并发症。对较大血管出血仍应以结扎或缝扎止血法为宜，以免术后因纤维蛋白溶解、凝血块或坏死组织脱离而发生继发性出血。

4. 压迫止血法　可分为：①指压法：适用于意外性较大的血管出血。发生出血时，迅速用手指将出血点压迫，然后找出出血点，用血管钳夹住再做进一步处理；②纱布或

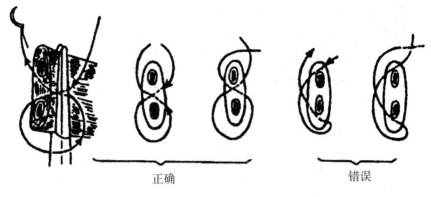

正确　　　　　　错误

图4-3　缝扎止血法

纱布垫压迫法：适用于剥离创面渗血。用干纱布或浸有热生理盐水的湿纱布压迫渗血创面，靠其自身凝血机制止血。一般小量渗血可以停止，较大的出血点需进行结扎或缝扎法止血。

5．止血剂止血法　不能用一般压迫法或结扎法止血的创面，例如肝上的创面或骨髓腔渗血可用局部止血剂。创面渗血时用明胶海绵。用时拭净创面渗血，迅速贴敷明胶海绵片，轻压片刻即可止血。骨髓腔渗血可用骨蜡填塞骨髓腔止血。

第三节　结　扎

手术中的出血点和缝合均需结扎，因此，结扎技术的熟练程度与是否正确，可直接影响手术的进度、效果和预后。

1．结的种类　正确的结有方结、三重结与外科结，如若操作方法不正确，可以出现假结或滑结，后两者应避免发生（图4-4）。

（1）方结：又称平结，由两个方向相反的单结组成。此结比较牢固，不易滑脱，为手术中最常用的结。

（2）三重结：是在方结的基础上再加上一个与第二单结相反（与第一单结相同）的单结。用于深部或较大血管的结扎及内脏、大血管等重要的组织缝合。

（3）外科结：打第一个单结时绕线两次以增加摩擦面，故打第二个单结时，第一单结不致因组织张力而松动。此结比较牢固可靠，但因操作复杂，且因第一单结过宽使第二单结不易拉紧，故不常用。

（4）假结：又名十字结。打第二个单结时动作与第一单结相同，故两个单结方向一致，形成假结，此结易滑脱，不应采用。

（5）滑结：打方结时，两手用力不匀，只将一个线头拉紧或紧线方向错误，均可产生滑结，滑结极易滑脱，应注意避免发生。

2．打结法　有单手打结法、双手打结法及器械打结法三种。

（1）单手打结法（图4-5）：为最常用的打结法，操作简便迅速，左右手均可做结。

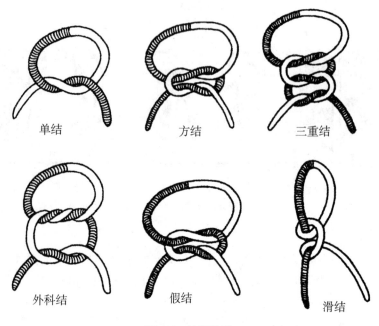

单结　　　　　方结　　　　　三重结

外科结　　　　假结　　　　　滑结

图 4-4　结的种类

一手持线一端打结时，需要另一手持另一线端进行配合。否则用力不匀或紧线方向错误而出现滑结。图 4-5 示右手单手打结法。右手持短线端，左手持较长线端或线轴。若结扎线之游离短头在结扎点之右侧 [图 4-5（1）]，可依次先打第一个单结，然后再打第二个单结。若游离短头在结扎点之左侧，则应先打第二个单结、然后再打第一个单结。若短端在结扎点之左侧，也可用左手照正常顺序进行打结。用右手拇指与示指捏住位于结扎点右侧的短头。左移右手至左手所持线长头之下 [图 4-5（1）]。翻转右手，使短头落在其中指与环指的掌侧面上，并在长头下面与长头交叉 [图 4-5（2）]。屈右手中指，钩压长头，至中指位于短头之下 [图 4-5（3）]。用右手中指挑起短点，并用中指与环指夹住短头，放开拇指与示指 [图 4-5（4）] 自线圈内撤出中指与环指及二指间所夹持的短线头，立即再用拇指与示指将短线头捏住。右手经左手之上向左前方；左手在右手之下向右后方将两线端拉紧，完成第一个单结 [图 4-5（5）]。右手拇指与环指捏住短头，示指前伸挑起短头，并使短头在长头之上与长头垂直交叉 [图 4-5（6）]，屈示指、钩住长头，挑起短头 [图 4-5（7）]，出线圈后，右手拇指与示指捏住短头，左右手分别向两侧将线拉紧 [图 4-5（8）]，完成方结 [图 4-5（9）]。

（2）双手打结法（图 4-6）：为最可靠的打结法，不易出现滑结，唯其操作步骤较单手打结法略繁琐。适用于深部、较大血管的结扎或组织器官的缝合。左、右手均可为打结之主手，但以左手指为主者多见。第一、第二两个单结的顺序可以颠倒。

屈左手中指、环指及小指握住线之长头。伸直左手拇指与示指。在该二指间用右手向后牵拉线之短头 [图 4-6（1）]，左手拇指压住短线头，至长线头之下 [图 4-6（2）]，向后伸左拇指使长头在短头之上形成线袢 [图 4-6（3）]，右手将短头在长头上向上返折，

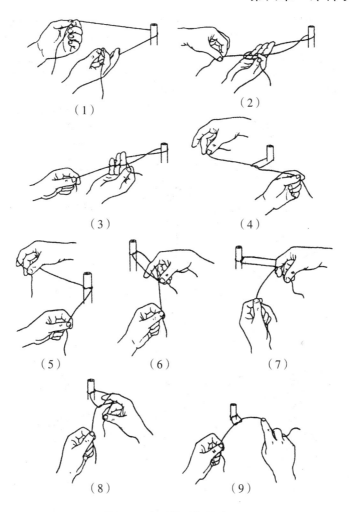

（1）　　　　　　　　　　（2）

（3）　　　　　　　　　　（4）

（5）　　　　　（6）　　　　　（7）

（8）　　　　　（9）

图 4-5　右手单手打结法

置短头于左手拇指末节之掌侧面上［图 4-6（4）］，用左手拇指与示指捏住短头［图 4-6（5）］，示指伸入线袢内，拇指退出，将短头送入线袢内，右手拇指与示指捏住短头［图 4-6（6）］，此时，因结扎线之长短两端处于交叉状态，故右手捏住短头后两手需进行交叉以使线结平坦［图 4-6（7）］，注意，在开始结扎时长头原在左侧，打完第一个单结后，则位于右侧，但仍握在左手中。

开始打第二个单结时，两手回至正常位置，左手中指、环指继续握住长头；右手拇指与示指继续捏住短头［图 4-6（8）］。左手拇指经长头的右侧转至长头之下，并将长头挑起［图 4-6（9）］。将右手所持短头左移，越过左拇指，放在拇指与示指间，与长头形成一线袢，见图 4-6（10）。将左手拇指与示指对合［图 4-6（11）］。拇指退出，示指伸入线袢内。右手将短头向下反折后置于左手拇指与示指间［图 4-6（12）］。左手示指退出线袢将短头重新送入线袢内［图 4-6（13）］。右手再次握住短头［图 4-6（14）］。两手分别向左、右拉紧［图 4-6（15）］，完成第二个单结。

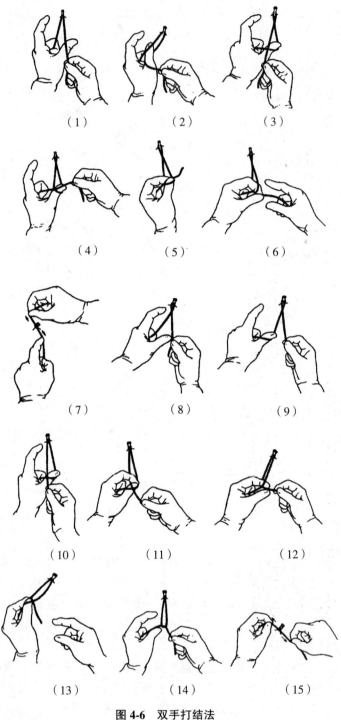

（1）　　　　　　（2）　　　　　　（3）

（4）　　　　　　（5）　　　　　　（6）

（7）　　　　　　（8）　　　　　　（9）

（10）　　　　　（11）　　　　　（12）

（13）　　　　　（14）　　　　　（15）

图 4-6　双手打结法

　　（3）器械打结法（图 4-7）：用持针器或血管钳进行打结。器械打结法适用于结扎线过短或创口深处空间狭窄，不便用手打结时。器械打结法不易拉紧，因而不能用于张力较大或重要组织器官的缝合。左手执结扎线之长头，右手执持针器或血管钳，先将持针器放在长线之上［图4-7（1）］，左手将长头以逆时针方向缠绕持针器一周。此时右手内之持针器也以相同方向动作进行配合［见图4-7（2）］。用持针器夹住短头后［图4-7（3）］，左手向右前方，右手向左后方交叉拉紧完成第一个单结［见图4-7（4）］。打第二个单结时，持针器放在结扎线长头之下［图4-7（5）］，以顺时针方向将长头缠绕持针器一周［图4-7（6）］。夹住位于结扎点左侧的结扎线短头［见图4-7（7）］。左、右手分别向两侧拉紧，完成第二个单结［图4-7（8）］。

若开始结扎前，线短头在左侧，可以先进行第二个单结，完成后再进行第一个单结。

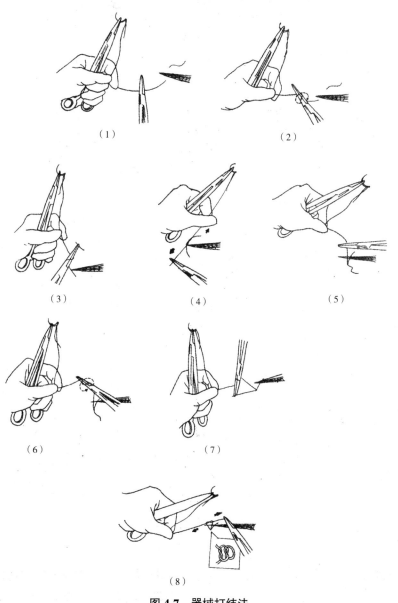

图 4-7　器械打结法

3. 结扎及缝合用线　结扎血管及缝合组织用线有许多种，以其是否能长期存在于组织分为能被组织吸收及不被组织吸收两大类：

（1）能被组织吸收线：主要为羊肠线（简称肠线）。为用羊小肠之黏膜下层所制。此类缝线能在一定期限内被组织吸收，不致长期作为异物停留在组织中。肠线又可分为未经铬酸等药物处理的普通肠线及经过药物处理的铬制肠线。两种肠线被吸收的时间不同。

1）普通肠线：又称素肠线，用于缝合胆管及输尿管之黏膜层，结扎皮下出血点或缝合皮肤。因其只能在组织内存留 7 天左右即被组织吸收而消失，故不能用于缝合有张力的组织。

2）铬制肠线：能较长时间存在于组织内。铬制肠线分轻度铬制、中度铬制及重度铬制三种。中度铬制者在组织内存在 2～3 周始被吸收，较常用。铬制肠线应用较广泛，常用以缝合胃、肠、膀胱等空腔脏器的黏膜层及腹膜等。因其在被吸收过程中抗张强度逐渐消失，故不宜用于肌肉、筋膜等有张力的组织的缝合。

普通肠线能在较短时间内被组织吸收，所引起的组织反应较铬制肠线者轻。所有肠线均可自周围组织内吸收水分而增粗，有可能使线结滑脱。故用肠线做结扎或缝合时，除要求打结方法必须正确外，线结必须要三重结，所留线头要稍长约为 0.5cm。

根据粗细及抗张强度不同，肠线有多种规格。由细至粗分别为 00000、0000、000、00、0、1、2、3 等号。其中以 0000 至 2 号者常用。例如胃肠吻合之内层缝合用 0000 或 000 号铬制肠线；缝合筋膜时用 0 号铬制肠线；结扎小血管则用 00000 号素肠线，缝合腹膜需用 1 号铬制肠线。

（2）不被组织吸收线：品种及应用范围均较可被吸收线多。在不被吸收线中常用者为丝线。此外、尚有棉线、尼龙线、不锈钢丝及钽丝等。

1）丝线：在组织内能长期存在，所引起的组织反应轻。质地柔软而抗张力强。易于结扎，不易滑脱。且价廉易得。被普遍应用于血管结扎及多种组织缝合。其最大缺点为在组织内不能被吸收。一旦发生感染，可以形成经久不愈的窦道，直至线头全部被清除始能愈合。

丝线也按其粗细分成各号。最细者为 11-0，用于微血管手术；最粗可至 10 号，用于张力缝合。其中以 0000、000、00、0、1、4 号等最常用。一般情况下将丝线分成细丝线（0000 至 0 号，用于胃肠吻合）、中号丝线（1 至 4 号，用于皮肤及筋膜缝合）及粗丝线（7 号以上，用于坚韧组织及张力较大组织）。

应选择使用黑色丝线，避免使用白色，因白色丝线染上血液后不易与组织区别。

2）棉线：组织反应也较轻，也便于打结，价格也较丝线便宜。但拉力较差。除心血管手术外、几乎所有使用丝线的场合均可用棉线代替。使用棉线的注意事项与丝线者同。

3）尼龙线：组织反应轻微且可制成很细的尼龙丝。多用于小血管缝合及整形手术。用于小血管缝合时，常用带有细尼龙丝的无损伤缝合针线。因尼龙线结扎后线结有松脱趋向、结扎时需要 3～6 个单结。结扎过紧时易在线结处折断，故不适于有张力的深部组织的缝合。目前尼龙线还不能代替丝线。

4）金属丝：是各种缝合用材料中引起组织反应最轻微的一种，可用于有可能发生感染的创口。拉力较强，但其缺点为不易打结，且有切割或嵌入组织的可能。金属丝在许多场合可以代替不同规格的丝线。细的不锈钢丝用于缝合肌腱、筋膜或神经；较粗的不锈钢丝用于缝合骨骼及软骨或腹部切口等部位之减张缝合。用于减张缝合时，应在不锈钢丝下垫以剖开的橡胶管、以防钢丝切入皮肤，钽丝可用于缝合神经和肌腱。

第四节　分　离

分离是解剖、剥离某组织或器官外围筋膜、粘连或结缔组织，显露该深部组织或器官以便观察及进行操作。分离法有锐性分离及钝性分离两种。二者常互相穿插结合使用。

1．锐性分离　用手术刀或组织剪进行解剖分离。常用于腱膜、鞘膜和瘢痕等致密组织的剥离。此法动作精细、准确，组织创伤面积较小。但必须在直视下做短距离切开，逐步扩大分离面，逐层深入解剖以减少出血及避免损伤深部组织或器官。

用手术刀进行锐性分离时，宜选用 11、15、23、25 等号刀片及 3 或 7 号刀柄。以执笔法持刀。小指半屈，抵压在附近组织上。利用拇指、示指、中指各指间及掌指关节的伸、屈动作进行解剖。

用组织剪进行锐性分离时，先将组织剪闭合，伸入拟行分离组织的深面，轻轻张开剪刀进行钝性分离。观察所分离范围内有无重要组织后，将浅层组织剪开。

2．钝性分离　为经过组织间隙内疏松结缔组织或粘连的分离。常用于经组织层次间的解剖或良性肿瘤及实质脏器经包膜外间隙的游离。钝性分离常用的工具有血管钳、组织剪、刀柄、用血管钳夹持的小纱布团（称之为花生米）、夹有折叠纱布的海绵钳、骨膜剥离器、硬脑膜剥离器等，也常用手指（有时裹以纱布以防滑落）。进行钝性分离时，需特别注意操作要轻柔，否则可能造成组织撕伤或空腔脏器穿孔。遇有粘连牢固或分离较坚韧组织时，常需结合使用锐性分离法。

进行钝性分离范围常较广泛，有可能导致不同程度的渗血或出血。对微量渗血或小血管出血可用压迫法或结扎法止血。若遇较大血管支渗血，应先将该血管游离，钳夹两把血管钳，在两钳间切断，将两断端分别结扎后再继续进行钝性分离。要尽量避免将肌肉横行切断，可按其纤维方向进行分离，要注意保留至该肌的血管、神经支。

第五节　术野显露

术野显露是否充分，是直接影响手术能否顺利进行的重要条件之一。良好的显露要求解剖层次清晰，能比较充分地显露病变组织以便于检查及处理，出血较少，能完全或基本上在直视下进行手术，可以避免损伤其他组织或器官。

影响术野显露的因素有：

1．麻醉　包括麻醉方法的选择、麻醉效果、麻醉前及手术过程中辅助用药。要在照顾到患者全身情况的条件下争取必要的肌肉松弛。尤其是深部手术，肌肉是否松弛可以直接影响手术野的显露。

2．体位　手术患者在手术台上的体位因手术内容不同而异。选择合适的体位可使深部组织器官获得良好的显露。例如，行右半结肠手术时常将手术台面略向左侧倾斜，这样可使大部小肠坠向左侧、便于显露右侧结肠；胆囊或胆管手术时，常将右侧腰部垫高，行膀胱或盆腔内手术时，常将臀部垫高，以便使大网膜及小肠等腹内脏器坠向上腹，盆腔内深部组织结构位置变浅。

在选择体位时，除考虑手术切口及便于深部操作的需要外，还应考虑到对呼吸幅度、气体交换、肢体与全身循环血量的影响及神经是否受压或过度牵拉。

3. 切口　切口位置及长度是否合适对于手术野的显露至关重要。切除皮下组织等部位内的潜在病变时，可直接在病变表面做皮肤切口。深部手术时，也应尽量选择能通过最简便的组织分离途径显露病变。切口过长固可造成不必要的组织损伤；但若切口过短，显露深部组织病变常需向两侧强力牵拉。可以造成切口两缘或两端的挤压伤或撕裂伤，且不能取得理想的显露效果。

4. 助手的配合　任何较大手术均需有助手协助进行。助手的主要职责之一即为协助显露深部组织器官。助手主要通过利用牵开器，有时需要直接用手推开或牵开浅层组织。因此要求助手必须了解手术的全过程以便密切配合。

第六节　缝　合

1. 缝合的种类　缝合的方法甚多，可依缝合后两侧组织边缘的位置将常用的缝合方法归纳为单纯缝合法、内翻缝合法、外翻缝合法。每类缝合法又各分为间断缝合法及连续缝合法两种。

(1) 单纯缝合法：缝合后切口两侧组织彼此平齐靠拢。常用的单纯缝合法有：

1) 单纯间断缝合法：为最常用的一种缝合法。可用于皮肤、皮下组织、筋膜等多种组织缝合。缝针于距创缘 3 ~ 8mm（边距依缝合组织类别而定）处进入组织，于相同边距自对侧穿出（图 4-8）。缝合较厚组织时，要注意尽力接近垂直方向进针与出针，否则将形成两侧边缘内翻或外翻。

2) "8" 字形缝合法：常用于缝合腱膜及腹直肌前鞘。此缝合法使组织对合牢固、节省时间。缝合由两个相连的间断缝合组成，缝扎牢靠，不易滑脱（图 4-9）。或自距边缘 5mm 左右刺入，以对角线方向斜向对侧穿出，再从开始侧刺入点平齐处穿出。缝线应在腱膜深面交叉，若在腱膜浅层交叉，于扎紧后可使腱膜纵起。

3) 单纯连续缝合法：常用于缝合腹膜及肠吻合时吻合口后壁缝合，如病情危急、需要迅速结束手术时，也可用此法缝合腹壁全层。开始先做一单纯间断缝合，打结后剪去缝线短头。用其长头连续缝完切口全长（图 4-10）。结束时将线尾留在穿入侧与缝针所带之双股缝线结扎。此种缝合法具有缝合速度快、打结少、创缘对合严密、止血效果较佳等优点。但抽线过紧，可使环形缝合口缩小，且若有一处断裂或因伤口感染而需剪开部分缝线做引流时，均可肇致伤口全长哆开。

4) 连续锁边缝合法：又名毯边缝合法。开始与结束方法与单纯连续缝合法相同，只是每针自前一针缝合所成线袢内穿出（图 4-11）。优缺点与前者同，其防止边缘外翻及止血作用较单纯连续缝合法更佳。但缝合时必须始终将缝线拉紧，锁过一针后难以将

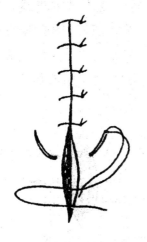

图 4-8　单纯间断缝合法

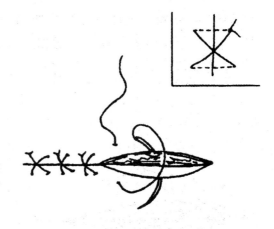

图 4-9　"8"字形缝合法

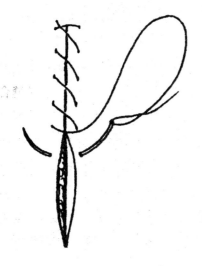

图 4-10　单纯连续缝合法

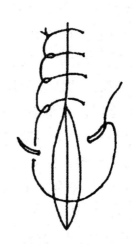

图 4-11　连续锁边缝合法

锁过的缝线拉紧。

5）皮内连续缝合法（图 4-12）：选用细小三角针和细丝线（0 号或 00 号）或细的可吸收缝线，缝针与切缘平行方向交替穿过切缘两侧的真皮层，最后抽紧。此法的优点是皮肤表面不留缝线、切口瘢痕小而整齐。此法多用于外露皮肤切口的缝合，如颜面部、颈部手术切口。

6）减张缝合法：可减少切口的张力，常用于较大张力切口的加固缝合。如张力较大的腹部切口依常规方法缝合术后可能发生切口裂开，此时可在常规缝闭腹壁各层组织的同时，每间隔 2～3 针加缝一针减张缝合，针距为 3cm 左右。其方法是采用粗丝线或

61

不锈钢丝线，于切口一侧距切缘 2cm 处皮肤进针，达腹直肌后鞘与腹膜之间出针，再从切口对侧的腹直肌后鞘与腹膜之间进针，穿过除腹膜外的腹壁各层达切口对侧皮肤的对应点出针。为避免缝线割裂皮肤，在结扎前缝线需套上一段橡皮管或硅胶管以做枕垫，减少缝线对皮肤的压强（图 4-13）。

（2）内翻缝合法：要求缝合后两侧组织边缘内翻。主要用于胃肠道吻合手术，利用内翻缝合法使两侧肠壁内翻，使吻合口周围浆膜层互相粘连，加强吻合口愈合。胃肠道吻合常做两层缝合。内层缝合为穿透肠壁所有层次的全层缝合。为防止肠腔内污染液经针孔渗出造成肠腔外感染，常在内层缝合之外再加一层只包括肠壁浆膜肌层的内翻缝合，将内层缝合之针孔包埋。

1）单纯间断全层内翻缝合法：于距缝合组织浅层边缘 3～5mm 处进针，距深层边缘 2mm 处穿透全部层次出针，再于对侧做相反方向缝合。结扎后使浅层组织内翻（图 4-14）。用于胃肠道吻合内层缝合时，要自一侧肠腔内刺入，行针至肠腔外。然后再由对侧肠腔外进入肠腔内。注意针孔在浆肌层之边距大于在黏膜层上者。如此即可在肠腔内结扎，使线结留在肠腔内，便于两侧浆膜肌层之互相粘着愈合。

2）单纯连续全层内翻缝合法：可用于胃肠道吻合，其进出针方法同单纯间断内翻缝合，只是一根缝线完成吻合口前后壁的缝合。现已很少使用，因缝合不当可引起吻合口狭窄。

3）连续全层平行褥式内翻缝合法（Connell 缝合法）：适用于胃肠道前壁全层的吻合。其方法是开始第一针做肠壁全层单纯对合缝合即从一侧浆膜进针通过全层，对侧黏膜进针浆膜出针。打结之后，距线结 0.3～0.4cm 的一侧浆膜进针穿过肠壁全层，再从同侧肠壁黏膜进针、浆膜出针引出缝线，缝针达对侧肠壁，同法进针和出针，收紧缝线使切缘内翻。如此连续缝合整个前壁后打结。同侧进、出针点距切缘 0.2cm，进、出针点连线应与切缘平行（图 4-15）。

4）间断垂直褥式内翻缝合法（Lembert 缝合法）：为胃肠道手术最常用的浆肌层内翻缝合法，可在胃肠道全层吻合后加固吻合口、减少张力。其特点是缝线穿行方向与切缘垂直，缝线不穿透肠壁黏膜层。具体缝合方法是于距一侧切缘 0.4～0.5cm 处浆膜进

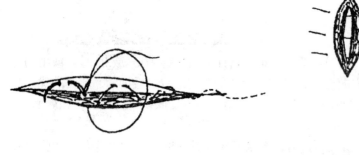

图 4-12　皮内连续缝合法

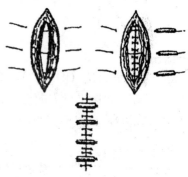

图 4-13　减张缝合法

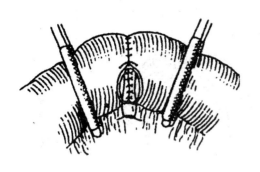

图 4-14　单纯间断全层内翻缝合法

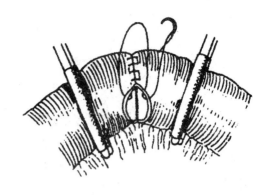

图 4-15　连续全层平行褥式内翻缝合法
（Connell 缝合法）

针，缝针经浆肌层与黏膜层之间自同侧浆膜距切缘 0.2cm 处引出，跨吻合口于对侧距切缘 0.2cm 处浆膜进针，经浆肌层与黏膜层之间自距切缘 0.4 ～ 0.5cm 处浆膜引出，打结后，吻合口肠壁自然内翻包埋（图 4-16）。

　　5）间断水平褥式内翻缝合法（Halsted 缝合法）：可用于胃肠道吻合口前壁浆肌层的吻合。进出针类似于 Connell 缝合做褥式缝合，缝针仅穿过浆肌层而不是全层，缝线穿行于浆肌层与黏膜层之间，缝一针打一个结（图 4-17）。

　　6）连续水平褥式浆肌层内翻缝合法（Cushing 缝合法）：可用于胃肠道前后壁浆肌层的吻合，缝合方法类似于 Connell 缝合，只是缝合的层次有所不同。这种方法缝针仅穿过浆肌层而不是全层，缝线穿行于浆肌层与黏膜层之间（图 4-18）。

　　7）荷包缝合法：用于埋藏阑尾残端，缝合胃肠穿孔或固定胃、肠、膀胱及胆囊造瘘等引流管。缝合方法为连续浆膜肌层内翻缝合，但缝线两端待缝合完毕后始行结扎（图 4-19）。缝合完毕后，先做一单结，并轻轻向上牵拉，同时将组织如阑尾残端或肠道穿孔边缘内翻。若助手从与线结相对部位上提缝线，将有助于内翻组织的包埋。将内翻

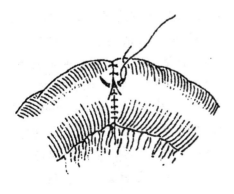

图 4-16　间断垂直褥式内翻缝合法
（Lembert 缝合法）

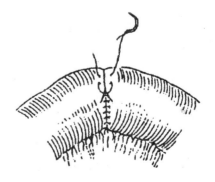

图 4-17　间断水平褥式内翻缝合法
（Halsted 缝合法）

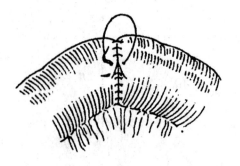

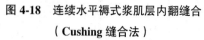

图 4-18　连续水平褥式浆肌层内翻缝合
（Cushing 缝合法）

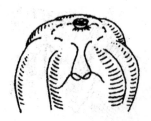 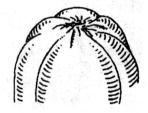

图 4-19　荷包缝合法

组织包埋后拉紧缝线，完成结扎。

（3）外翻缝合法：常用于血管的吻合和较松弛皮肤的吻合。血管吻合后吻合口两侧的血管边缘组织向外翻出，而血管内壁光滑，遗留线头少，避免血栓形成；也有人将此法应用于缝合腹膜或胸膜，可使腹、胸腔内衬更光滑，减少内脏与腹或胸壁的粘连；松弛的皮肤缝合后皮肤切缘外翻，真皮层和表皮层对合良好，利于皮肤伤口的愈合。

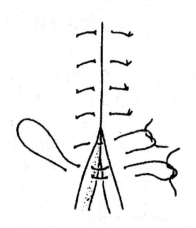

图 4-20　间断垂直褥式外翻缝合法

1）间断垂直褥式外翻缝合法：可用于阴囊、腹股沟、腋窝、颈部等处较松弛皮肤的缝合。方法是距切缘 5mm 处进针，穿过表皮和真皮，经皮下组织跨切口至对侧于距切缘 5mm 的对称点穿出，接着再从出针侧距切缘 1 ～ 2mm 处进针，对侧距切缘 1 ～ 2mm 处穿出皮肤，由 4 个进出针点连接的平面应与切口垂直，结扎使两侧皮缘外翻（图 4-20）。

2）间断水平褥式外翻缝合法：适用于血管破裂孔的修补、血管吻合口有渗漏处的补针加固。与连续水平褥式外翻缝合所不同的是此法每缝合一针便打一个结（图 4-21）。

3）连续水平褥式外翻缝合法：适用于血管吻合或腹膜、胸膜的缝闭。血管吻合的具体方法是采用无损伤血管针线在吻合口的一端做对合缝合一针打结，接着距线结 2 ～ 3mm 于线结同侧血管外膜进针内膜出针，对侧内膜进针，外膜出针；收紧缝线使切缘外翻。如此连续缝合整个吻合口后打结。同侧进、出针点连线应与切缘平行（图 4-22）。

2．缝合的注意事项

（1）组织分层缝合、严密对合、勿留死腔，是保证伤口愈合的前提，不同的组织对合将致伤口不愈合。如表皮对筋膜、空腔脏器的黏膜对浆膜、伤口深面积液等都是招致伤口延迟愈合或伤口感染的主要原因。

（2）根据不同的组织器官类型，选择适当的缝针、缝线和缝合方法。皮肤伤口的缝

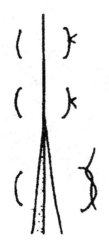
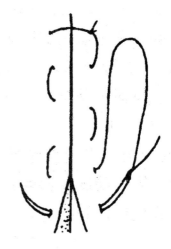

图 4-21 间断水平褥式外翻缝合法   图 4-22 连续水平褥式外翻缝合法

合宜选用三角针，软组织的缝合一般选用圆针。粗丝线可耐受较大的张力和避免脆性组织的割裂，细丝线可减少组织反应，可吸收缝线在伤口愈合后被机体组织吸收而不留异物，无损伤针线用于血管吻合可避免在血管内壁形成血肿。内翻缝合一般用于胃肠道和膀胱的缝合，既避免了黏膜外露所致的伤口不愈或瘘的形成，又可使伤口表面平滑，粘连较少。

（3）针距边距应均匀一致，整齐美观，过密和过稀均不利于伤口愈合。

（4）缝合线的结扎松紧度取决于缝合的对象，如血管缝扎的打结应稍紧一些，而皮肤切口的缝合结扎应以切口两侧边缘靠拢对合为准，缝线结扎张力过大时，即结扎太紧易致切口疼痛或局部血液循环障碍，组织肿胀，缺血坏死，切口感染化脓，愈合后遗留明显的缝线瘢痕；结扎过松则不利于切缘间产生纤维性粘连，影响切口愈合，甚至遗留间隙或死腔而形成积液，导致伤口感染或延迟愈合。

第七节 剪 线

1. 剪结扎线 结扎后需将线尾剪短。剪线时线剪刀部大部分闭合。将其未闭合的小部分（1.5～2cm）刃部沿结扎线下滑至线结，旋转剪刀前端至需要保留的长度，闭合剪刀，剪断结扎线（图 4-23）。所留线尾长度要适当。深部组织缝合时，若用可被吸收缝线（肠线），留线尾长度需 5mm；若用不被吸收缝线（丝线）仅需 1～2mm 即可防止线结松开。留线过长，可致异物反应加重。用丝线缝合皮肤时，剪断结扎线所留线尾以 1～1.2cm 为宜。过短时不便于拆线；过长则易与相邻缝合线纠缠或陷入切口内。

2. 拆线 皮肤切口愈合后即需将皮肤缝线拆除。皮肤缝线的保留日期过长，可发生缝线激惹及针眼感染。要参考患者全身情况、组织愈合能力、缝合张力、缝线种类等因素确定拆线日期。用肠线缝合皮肤者，不需拆线。用丝线缝合者，头颈部手术后要早

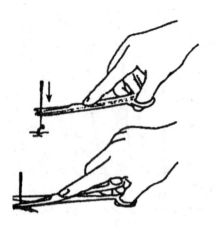

图 4-23 剪线法

日拆线。因该部血运丰富、组织愈合快。若手术时皮下组织及筋膜等深层组织缝合严密、皮肤切口张力不大时、可于术后 2～4 日将缝线间隔拆除一半，1～2 日后再将余线拆除。胸腹部及四肢缝线可于术后 5～7 日拆除。若切口愈合不良，可适当推迟拆线时间。若缝线周围发生感染，则应考虑提前拆除部分缝线。

拆线前先用 75% 乙醇消毒缝线及其周围皮肤。左手用镊子轻提线尾，并用剪刀轻压线结侧皮肤，露出原来埋在皮下的部分缝线，剪断。用镊子将缝线自对侧皮肤针孔抽出（图 4-24），注意勿使原来露在皮肤外面的缝线拉入针孔。

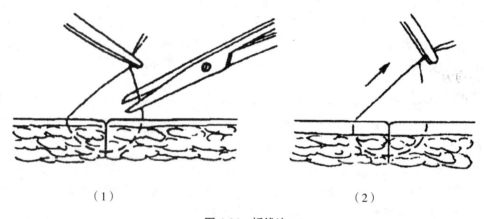

（1）　　　　　　　　　　　（2）

图 4-24 拆线法

第八节　引　流

为了预防和清除血液、渗出液、脓液及空腔脏器内液在组织间或胸、腹腔内的聚积，常需适当地安置引流物以便使各种异常积液及时排出体外，以便预防、治疗感染，减少毒素吸收。促进组织愈合。

1. 引流物的种类及应用　用于引流积液的引流物常见以下几种。

（1）纱布条：可用浸有生理盐水或抗生素等药液的湿纱布条。适用于较浅的化脓性伤口。对较大脓腔可用浸有凡士林的油纱布填充、引流。慢性脓腔也可用碘仿纱布条，除引流分泌物外还可杀菌，刺激肉芽组织生长。纱布条引流不能全部放在脓腔内，必须在脓腔外留一相当部分，以防遗漏在脓腔内。

（2）橡皮条引流：将废乳胶手套剪成条状即成。此种引流质软，不损害组织，适用于皮下组织及其他表浅伤口的引流。安置橡皮条引流时，其外露端需用皮肤缝线线尾结扎固定，以防其滑入并被包埋于组织内，形成异物。一般于手术后 24～48h 更换敷料时一次取出。

（3）烟卷引流：用薄橡皮或废旧手套包裹纱布条，用胶水将橡皮条粘合或用细丝线将之缝成形状及粗细均与烟卷相似的引流物。此种引流物表面光滑、质软而有弹性，能防止伤口两侧组织完全闭合，有利于引流，又不易损伤邻近组织。分泌物或脓液可沿管壁与组织间之空隙流出，也可借管腔内纱布条的毛细管作用将脓液吸出，适用于腹腔、深部组织间隙或脓腔的引流。在烟卷引流的外露部分上必须放置安全别针以防其滑入深部腔隙内。术后每天更换敷料时，需将烟卷引流转动 360°并剪除 1～2cm，以防脓液堵塞引流空隙及烟卷引流与肠壁、大网膜等深部组织粘连。然后重新放上安全别针。

（4）引流管：常用者为软橡皮管或乳胶管。用以引流深部组织腔隙、体腔或空腔脏器。根据用途不同选用不同规格及前部形状的引流管。一般应用较软的引流管，以免压迫或损伤附近的组织。但在开放式胸腔引流时，常选较硬的橡皮管以防压扁或曲折。

引流管之体外部分需用皮肤缝线结扎或用胶布固定、注意勿使引流管曲折或管腔变窄。

2．注意事项

（1）各种引流物虽具有预防及治疗感染、积液、促进组织愈合的积极作用，但任何引流物均为异物，如选用不当或留置时间过久，均可不同程度地引起组织反应和增加继发感染的机会，反而影响组织愈合。腹腔内引流尚可引起肠粘连。手术时要适当考虑是否需要放置引流，放置引流物的种类、安放位置及引流途径。术后要妥善处理并及时取除引流物以减少并发症的发生。

（2）任何引流物不应直接放在吻合口或修补缝合处，只能放置在其附近，以防因引流管直接损伤或炎性反应造成缝合处漏液。切不可放置在大血管、神经附近，以防压迫损伤。

（3）放置引流物的种类、数量、安放位置在手术记录中均应有记载。术后观察引流液性质、数量及引流物变化情况，均应记录在病程记录内。

（4）术后更换敷料、处理引流物、引流瓶等操作，均应严格遵守无菌操作技术要求以防继发感染。

（唐立群　胡广灿　庞永冰）

第五章　手术前准备和手术后处理

手术是外科治疗的重要手段，同时也是一种创伤。患者在原有疾病的基础上，再受到手术和麻醉的影响，常可引起机体功能、代谢的失调，增加感染的机会。周密的术前准备和正确的术后处理，可提高患者对手术的耐受力，降低手术的死亡率，以保证手术的成功。同时又可减少术后并发症的发生，使患者尽快地康复，是手术治疗中的重要环节。

第一节　手术前准备

一、心理准备

术前应根据患者的不同情况进行必要的谈话，解释手术的必要性和相对把握性。态度应认真、亲切，语气中肯、便于理解，使患者树立信心，配合手术，乐观支持，常可收到良好的效果。对截肢术、腹部结肠造口术，必须征得患者的同意。对家属及患者本人，应实事求是地介绍病情、治疗方法、手术预期效果、可能发生的手术、麻醉意外及术后并发症等，取得他们的支持和理解，并由亲属或单位负责人签署手术协议书。

二、手术时机的选择

根据病情缓急程度，可把手术分为三类：

1. 急症手术　应在积极、重点术前准备工作后早行手术。如对肝脾破裂、大血管失血性休克的患者，应在抢救休克的同时进行手术，因手术止血就是最有效的抗休克措施。

2. 限期手术　恶性肿瘤的手术，不宜过分拖延。应在必要的一段时间内完成准备，再行手术。

3. 择期手术　手术的早晚，常不影响治疗效果。可视病情做到充分的术前准备、并发症的适当纠正后再行手术。如甲状腺功能亢进、门脉高压症等，应在术前充分改善受累脏器的功能。外科结核病则不应在活动期手术。

三、提高手术耐受力的准备

术前应详细询问病史，仔细体格检查，结合有关化验及特殊检查，做出比较明确的诊断。对心、肝、肺、肾、内分泌、血液及免疫系统的功能、代谢及营养情况做全面估计，以了解可能影响手术的各种潜在因素。为此，血、尿、粪常规检查，出凝血时间、心电图、肝功能、肾功能、血浆蛋白、血糖、乙型肝炎表面抗原、血液生化、胸部透视及摄片检查都是不可少的，对特殊器官的手术或大手术，还要进行一些特殊检查，以全面估计患者对手术的耐受力。一经发现异常应予纠正，以保证手术安全。

根据患者对手术的耐受能力，术前准备可分为一般和特殊术前准备两类。

（一）一般准备

适用于患者全身情况良好，重要器官功能正常或处于代偿状态，对手术耐受力良好的患者。

1．适应性练习　术前应停止吸烟，学会正确咳嗽及咳痰的方法，适应术后卧床排尿、排便的练习。颈部手术应做颈部过伸位的锻炼。

2．输血和补液　较大的手术，术前应查血型及做交叉配血试验，根据手术情况，备好术中用血。纠正水、电解质紊乱和酸碱平衡失调。

3．预防感染　术前应避免交叉感染。对感染性疾病的手术、严重污染的清创、长时间的大手术及结肠的手术，还应预防性应用抗生素。除一般致病菌外，对下消化道、会阴部手术，还应注意应用抗厌氧菌的药物，最常用的为甲硝唑。

4．胃肠道准备　术前 12h 禁食，术前 4h 禁饮，以防麻醉或手术中呕吐物误吸。胃肠道手术术前 1～2 日进流质饮食。术前行肥皂水灌肠。大肠的手术，术前 2～3 天口服肠道抗菌药物及泻剂，同时服用或肌注维生素 K。术前晚清洁灌肠，以便肠道清洁，减少细菌数量，降低术后感染率。

5．其他　常规手术区皮肤准备，术前晚给予镇静剂，选择适宜的麻醉前用药，根据情况插放胃管或留置导尿管。对非由外科疾病本身引起的发热，应延缓手术日期。

（二）特殊准备

对外科疾病已引起全身明显影响，或重要脏器有器质性病变，且功能有失代偿的患者，手术耐受力降低，应进行特殊准备。

1．营养不良　营养不良、低蛋白血症等耐受失血、休克的能力降低，易发生切口裂开、感染，并使器官功能恢复延缓。术前应给予营养支持。根据不同情况，给予经胃肠营养（如给予要素饮食），或经肠外营养（经周围静脉或中心静脉营养），一般须经 7～14 天，方能达到正氮平衡的效果。

2．高血压　高血压患者的手术危险性，主要与心、脑、肾等重要脏器的损害有关。术前应详细了解相应脏器功能损害的程度，给予恰当治疗。对继发性高血压者，如甲状腺功能亢进、妊娠毒血症、嗜铬细胞瘤等，应对原发疾病进行特殊治疗。血压在 21.3/13.6kPa（160/100mmHg）以下时，不必降压治疗，如需宜用降压药物，但不要求降至正常后再手术，根据血压下降的程度，调整剂量，直至术前。注意纠正低血钾。急诊手术，必要时可在严密监测血压、脉搏下用硝普钠降压后再开始手术，或边降压边手术。

3．心脏疾病　心功能良好，无心律失常的心脏病患者，手术危险性常无明显增加。急性心肌梗死的患者，6 个月内不应行择期手术。急性心肌炎的患者，也应推迟手术。有心力衰竭者，需在心力衰竭控制后 3～4 周再手术较为安全。急症手术应在心电图、血压的严密监测下进行。

心脏功能较差、冠状动脉供血不足或有严重心律失常者，手术危险性较大，术前应给予充分准备：①有心力衰竭史、心脏扩大、心电图显示心肌劳损的患者，术前可口服地高辛 0.25mg 每日 1～2 次，或请心胸内科医师协助处理。②偶发的室性期前收缩，不需特别处理。频发室性期前收缩，或有阵发性心动过速者，可用利多卡因静脉注射或点滴。对心房颤动或扑动者，心室率快者，可用洋地黄类药物或普奈洛尔（心得安），使心室率控制在 80 次 / 分。有高度房室传导阻滞或窦房结功能不全，心室率缓慢者，可用阿托品或异丙肾上腺素，以增加心率。③有心绞痛病史者，用复方丹参注射液加入 5% 葡萄糖液中静滴，或辅以罂粟碱、环磷腺苷（cAMP），也可在术前 10 ～ 15min 给予长效硝酸盐类药物。④有心内膜炎者，术前应使用抗生素。

心脏病患者，术前都应纠正水、电解质失调，特别是低钾血症。贫血患者，应多次少量输新鲜血，以改善心肌供氧。

4．呼吸功能障碍　手术及麻醉的刺激、排痰功能受限制、误吸等，均可造成通气功能、肺活量的降低和呼吸道分泌物潴留，引起肺炎、肺不张，甚至呼吸衰竭。特别是术前患有感冒、支气管炎、支气管扩张、哮喘、肺气肿的患者，容易发生呼吸道并发症。对呼吸功能受损害的患者，术前应行肺功能检查和血气分析，肺功能不全代偿不良的患者，应采取积极措施，控制感染，然后才能施行手术。

术前准备包括：①有感冒、呼吸道感染者，应待治愈后休息一段时间再手术。②慢性呼吸道感染者，给予支气管扩张药和祛痰药、蒸汽或雾化吸入、体位引流，以促进痰液的排除。选用敏感的抗生素。待感染控制、体温正常、痰量明显减少、痰色由黄转白，方可手术。③哮喘发作期不宜手术，急诊手术用肾上腺皮质激素控制发作。④吗啡抑制呼吸，阿托品增加痰液的黏稠度，应尽量不用。

5．肝疾病　轻度肝损害，不影响手术耐受力。肝实质严重损害，肝功代偿不全时，术后可并发感染、败血症、出血、肝衰竭和多器官功能衰竭。对肝功能有严重损害，表现明显营养不良、腹水、黄疸及急性肝炎的患者，均不宜行择期手术。急症手术时，必须加强保肝治疗，并力求手术简单。许多肝功能损害的患者，经过保肝治疗，多能得到明显改善，提高手术的耐受力。因此，术前应积极行保肝治疗，改善全身情况，增加肝糖原的储备。

术前准备包括：①注意休息，减轻肝的负担。②高糖饮食，每日 300 ～ 400g。在避免血氨增高的前提下，增加蛋白的摄入量，每日可达 100g。限制食盐摄入，每日不超过 3g。还需补适量的维生素 C、维生素 K 等。③必要时可输入葡萄糖、胰岛素和钾盐溶液（10% 葡萄糖 1000ml、胰岛素 20U、10% 氯化钾 20ml），每日一次。还可输入白蛋白、血浆、支链氨基酸及小量多次输新鲜血，以纠正贫血、增加凝血因子和改善低蛋白血症。④适当应用利尿剂，以减少腹水，但应纠正水、电解质紊乱。⑤围术期不用对肝有损害的药物。⑥转氨酶明显增高者，可给予保肝治疗。⑦术前 2 ～ 3 日，应用青霉素和氨基糖苷类药物，并可口服新霉素及甲硝唑，以减少肠道细菌数量和氨的生成。

肝功能不良的患者，术前准备要求达到的最低指标为：①血浆白蛋白不低于 30g/L。②凝血酶原时间（Quick 法）不少于 50%。③血清胆红素不高于 25.6mmol/L。④有少量腹水或无腹水。

6．肾疾病　肾不仅是体内代谢废物排泄的重要器官，而且具有许多其他功能。创伤、烧伤、出血、低血压、脱水、感染均可引起急性肾衰竭。急症患者的尿量是观察肾功能的重要指标。尿少时可根据血压、中心静脉压、肺动脉楔压、尿钠的检测来指导扩容治疗。除根据不同情况输全血及胶体液外，主要应以平衡盐溶液来扩容。至血压、中心静脉压纠正，尿量＞30ml/h。慢性肾功能损害，可根据肌酐清除率和血尿素氮来判定。术前应改善肾功能，避免使用对肾有毒性的药物及血管收缩药物。轻、中度损害者，经内科疗法处理后，多可耐受手术。重度损害者（24h肌酐清除率＜20ml/min，血尿素氮为25.3～35.7mmol/L），如需手术，必须经有效的透析疗法后方可进行。

7. 肾上腺皮质功能不全　术前长期应用糖皮质激素者见于：① Addison 病或肾上腺切除术后。②治疗某些炎症、免疫性或过敏性疾病。这两种情况常可造成肾上腺萎缩、功能不足，对手术创伤的应激能力降低。术中、术后可发生急性肾上腺皮质功能衰竭，血压下降，严重者可导致死亡。对正在使用激素治疗，或在6～12个月内糖皮质激素治疗超过1～2周者，术前2日开始，每日给予氢化可的松100mg；手术当日给300mg；术中出现低血压时，静脉注射300mg。手术后由每日200mg，逐日递减50mg，共用6天。过多激素增加感染的机会，应同时使用抗生素。

8. 糖尿病　糖尿病患者因代谢紊乱，对麻醉和手术的耐受力显著降低，并发症和感染的机会增加，并影响切口的愈合。麻醉和手术的应激又可加重糖尿病。术前应控制血糖，纠正脱水、电解质紊乱和酮症酸中毒。根据血糖和尿糖的改变，使用胰岛素治疗。使血糖降至8.3mmol/L（氧化酶法）以下（最多不能超过11.1mmol/L），二氧化碳结合力在22mmol/L以上，尿糖为（+）～（++）时，就可施行手术。一般不要求血糖降到完全正常，以免发生低血糖休克。为避免术前因禁食时间长致酮体生成，手术应在当日尽早施行。手术时间长者，输液按糖和胰岛素5∶1的比例静脉滴注。术后根据尿糖测定按（++++）用16U、（+++）用12U、（++）用8U给胰岛素注射，（+）者可不必用胰岛素。

四、术前讨论

经术前检查及准备后，患者具备了手术条件，各种工作基本就绪后，应组织有关人员进行术前讨论，这是术前准备中的重要一步。除参加手术者及麻醉人员外，必要时应请有关专业科室或其他协作检查科室和护理人员一起讨论。对诊断、手术指征、拟行术式，以及术中、术后可能发生的并发症、意外及其预防措施，一旦发生后采取何种补救措施等进行详尽的讨论，检查术前准备是否完善。这种讨论可减少诊治中的错误，保证手术的成功，并提高手术疗效。讨论记录应包括讨论时间、地点、参加人员及讨论内容。一般应按逐人发言记录，对可造成患者残废的手术（如截肢）、重大手术及新开展的手术，应写出详细报告，交有关领导审批后，方可施行。

五、术前的其他准备工作

手术日期确定后，应在手术前1天，开写手术前医嘱。术前医嘱按不同手术而各不相同，一般应包括下列内容：①手术时间、手术名称、麻醉种类。②手术区皮肤的准备。③胃肠道的准备（如禁食、洗胃、灌肠、安置胃管等）。④备血的数量。⑤麻醉前用药

（包括术前晚用药和手术当日麻醉前用药）的名称、剂量及给予时间。⑥必要的输液、输血或抗生素及其他药物。填好输血申请单并抽取配血用的血样于术前 1 天送血库。用血量大者，应提前 3 ~ 5 天与血库联系准备。手术通知单也应于手术前日交手术室，以便准备器械及敷料。麻醉通知单也应提前一天送麻醉科。填好病理检验申请单、手术协议书等。

病房中手术区的皮肤准备，根据不同的手术决定范围，紧急手术或有其他禁忌除外，术前应淋浴，术前日剃除毛发，注意勿损伤皮肤，继以肥皂水洗净，然后以 70% 的乙醇消毒，无菌纱布覆盖。骨科或颅脑的无菌手术，应术前 3 天开始准备，每日一次。颅脑手术，手术当日晨需再剃一次头发。备皮时应注意保暖防止受凉。

第二节　手术后处理

一、术后医嘱

手术结束后，主管医师应立即完成术后医嘱。术后医嘱因手术类型和患者的具体情况不同而有差异。一般包括下列项目：①术后护理；②体位；③饮食；④静脉输液及用药；⑤胃肠减压；⑥抗生素、维生素及其他类药物的应用；⑦止痛剂；⑧各种引流管及处理（如接无菌瓶、负压吸引等）；⑨注意伤口出血；⑩吸氧（包括方式、时间等）；⑪测血压、脉搏、呼吸和间隔时间；⑫清除口腔中积液，鼓励患者咳嗽及深呼吸；⑬重危患者还要有病危通知，有的需要记出入量及特别记录单。

二、术后监护及一般观察

大型手术的损伤和精神刺激，常可引起神经内分泌系统的反应和改变，影响重要器官的功能。术后处理不当常可发生并发症，严重者可危及患者的生命。大手术后的病情危重患者、休克患者、老年患者、伴有重要脏器功能不全的患者，术后最好能进重症监护治疗病室。治疗室内设有专职医师，配备各种监护仪器。可对患者连续不间断地进行监测，及早发现病情变化，及时处理，从而避免一些并发症的发生。在无 ICU 条件的医院，通过临床的细致观察和及时处理，也可减少并发症的发生。

患者进入病室之前，应根据情况做好必要的准备工作。各种监护仪器、吸氧、输液、胃肠减压以及各种引流装置都应备好。麻醉医师和主管医师应护送患者回病房，测量血压、脉搏、呼吸；注意有无休克、出血、呼吸道梗阻及窒息等情况，如出现此种情况应给予及时处理。主管医师应书写术后记录。简要说明手术的时间、麻醉种类、手术方法、术中经过，以及出血、输血或其他特殊情况，以供其他值班医师参阅。在 ICU 室内，监护仪器可随时显示患者的血压、脉搏、心电图及其他重要脏器功能指标。在普通病房内，可根据情况，手术当日每 30 ~ 60 分钟测血压、脉搏、呼吸一次。待稳定后，可每 2 ～ 4 小时一次，并予记录。

三、体位

全麻后，患者在清醒前应平卧，头转向一侧，以防口腔分泌物或呕吐物误吸，造成窒息和呼吸道感染。全麻清醒后、硬脊膜外阻滞麻醉和局部麻醉的患者，可根据需要，采取不同体位。蛛网膜下腔阻滞麻醉后，为防止低压性头痛，术后应平卧或头低卧位12h。以后再采取不同体位。

胸、腹、颈部手术后，常采用半坐位卧式。该体位的优点是：①改善膈肌活动，有利于循环、呼吸功能。②便于引流。③由于腹壁肌肉放松，从而减轻腹部切口疼痛。④腹膜炎或腹部污染性手术后，有利于炎性渗出液或脓液流向盆腔。盆腹膜吸收中毒症状常较轻，即便形成盆腔脓肿，也便于发现和易于处理。脊柱或臀部手术后，可采取俯卧位或仰卧位。休克患者可取平卧位。为了改善呼吸、循环功能，利于下肢静脉回流，可采取头和躯干抬高 50° 左右，而下肢抬高 20° 左右的卧位。

四、活动和起床

手术后早期活动能改善呼吸、循环功能，减少肺部并发症，促进肠道和膀胱功能的恢复，防止下肢静脉血栓形成。肌肉的活动还可促进氨基酸的摄取，从而减轻术后氮的负平衡，改善患者的营养状况。因此应鼓励患者早活动。卧床期间，即应开始肢体肌肉的交替收缩和松弛活动、关节的屈伸活动及翻身。并鼓励患者咳嗽及深呼吸。一般在手术后 2 ～ 3 日，开始下床活动，逐渐增加活动范围和时间。较轻的患者术后第一日就可允许下床，而大手术后以及休克、心力衰竭、严重感染、出血、全身衰弱的患者，起床活动的时间应予推迟。对行内外固定手术要求全身或某肢体制动的患者，应根据手术的要求，安排下床活动时间。

五、饮食和输液

非腹部手术可根据麻醉方法及手术大小决定进食的时间。局部麻醉者，手术后即可以进食；椎管内麻醉 3 ～ 4h 后，全麻清醒以后，恶心、呕吐反应消失，即可进食。小手术很少引起全身反应，故术后即可进食；而大手术后须根据患者的全身情况和食欲，一般在手术后 2 ～ 4 日后进食。

腹部手术后，胃肠道功能受到抑制，一般第 3 ～ 4 日后功能方能恢复，临床表现为肛门排气。此时由半量流质饮食开始，渐增加到全量流质。一周后半流质，第 10 天后进普通饮食。对胃切除手术的患者，注意少量多餐。禁食期间和难以进食而热量、电解质和水摄入不足者，须经周围静脉补充水、电解质和热量。对禁食时间过长或特殊需要者，经周围或中心静脉给予营养支持，提供高价营养液（包括丰富的热量、氨基酸、维生素、电解质及微量营养元素），以维持良好的营养状况。

六、引流物的处理

引流是外科的一项重要技术，应用广泛，引流物种类繁多。术后管理中应注意：①引流物应以安全别针、皮肤缝线或胶布妥善固定，避免滑脱或掉入体内。②保持引流通畅，经常注意引流管有无扭曲，是否被血凝块、纤维素、坏死组织或稠厚的脓液所填塞，要特别注意接管的接头处。必要时可挤压体外部分的引流管，以排出阻塞物。行负压吸引者，应经常注意保持适当的负压。③记录每日的引流量及颜色、气味等。④对多个引流物，在每次更换敷料或引流时，应记录清楚，以免遗留在体内。⑤为避免影响伤口愈合和形成窦道，引流目的达到后应及时拔除引流物。

引流物的去留，根据病情和引流的目的而不同。兹就临床常见的引流物分述如下：①乳胶片。多在术后 1～2 日拔除。②烟卷引流。一般 2 日后拔除。也可在引流物减少，体温逐渐下降后，每日外拔及剪去 1～2cm，几天内逐渐拔完。③橡胶管。用于非感染手术引流渗液者，多在术后 2 日拔除；感染性液体的引流，应根据引流的量、性质决定拔除的时间，但不宜超过 2 周，以免形成难以愈合的窦道。④T 型管。为胆总管切开后的术后引流管，通常于术后 12～14 天拔除。要求患者黄疸消失、体温正常、引流的胆汁清亮且数量逐渐减少，胆汁镜检无脓球和虫卵，胆道压力不超过 1.5kPa（15cmH$_2$O）。拔管前通常先夹管 2 天，如无黄疸、腹痛、发热，说明胆总管下端通畅，即可拔管。拔管前，尚须经 T 型管行胆道造影，了解胆道的情况。造影后应开放引流 2 天，无特殊情况后拔管。⑤胃肠减压管：肛门排气后即可拔出。⑥留置导尿管：一般术后 2～3 日拔出。特殊情况下，如经腹会阴直肠癌根治术后，因骶前神经损伤，常有排尿功能障碍，可留置 4～7 天。

七、常见不适的处理

（一）疼痛

疼痛是手术后患者共有的痛苦，尚可反射影响其他重要器官的生理功能。小手术可口服布桂嗪或可待因止痛。大手术后常需注射哌替啶或吗啡，前者每次肌内注射 50～100mg，后者皮内注射 8～10mg。对疼痛的耐受力和对止痛药物的敏感性存在个体差异。如一次注射不能止痛，患者又无恶心、呕吐等反应，可在 4～6h 后重复使用，必要时可与安定合并使用效果较好。一般 48h 后，疼痛即明显减轻，多不需再用镇痛药物。吗啡用量大时可抑制呼吸中枢和咳嗽反射（老年和婴幼儿多见），使平滑肌痉挛、促发呕吐、延长胃肠排空时间，引起便秘和尿潴留。现多为副作用较少的哌替啶和其他人工合成镇痛剂所取代。但在这些药物效果差时，吗啡仍可收到良好的止痛效果。

（二）发热

较大手术后常有创伤热，一般不超过 38℃，2～3 日内恢复正常。如发热时间延长，体温超过 38℃，就应首先想到感染。术后近期体温升高，最常见于肺部、泌尿道和伤口的感染。还应想到输液引起的静脉炎，特别是中心静脉用塑料导管输入高价营养液时，可并发败血症。注意有无误吸入史，体格检查或 X 线检查有无肺不张或肺炎。有导尿史或留置导尿管者注意有无膀胱刺激症状，尿液检查有无脓细胞。切口有无红、肿、热、痛及波动。分泌物应涂片或做细菌培养。注意静脉穿刺部位有无循静脉走行的红线。如手术后高热不退或下降后又升高，伴有全身中毒症状，应想到腹腔脓肿的可能性。虽然脱水、致热原也可引起发热，但首先是应排除感染。化验白细胞计数、分类，必要时应做血培养。

诊断确定后，应立即给予相应处理，如脓肿的引流、输液导管的拔除、选用有效的抗生素、补充液体和热量的丢失。体温超过 39～40℃时，可能对细胞特别是大脑细胞造成损害，应采取降温预防措施，如酒精擦浴、冰袋、电扇吹淋湿的体表皮肤。也可用水杨酸盐类药物或吩噻嗪类药物退热。

（三）恶心、呕吐

由麻醉反应及吗啡引起的恶心、呕吐，在药物作用消退后即自行消失。急性胃扩张、肠梗阻、低钾、低钠、颅内压增高、尿毒症、糖尿病酮症酸中毒等也可引起恶心、呕吐，应仔细查明原因，针对性进行治疗。原因不明者，可给予氯丙嗪、奋乃静或阿托品等药物治疗。

（四）呃逆

呃逆按照发生的原因可分为中枢性和周围神经性两大类。中枢性原因多见于脑及脊髓病变、尿毒症、毒血症及癔病。周围神经性主要是由迷走神经与膈神经受刺激引起，但其他处的神经受刺激后也可引起。常见于：①胃肠胀气，特别是上腹部膨胀。②膈下脓肿。③胸腔内病变及膈肌本身病变。应尽量找出原因，给予处理。腹胀者可给予胃肠减压或注射新斯的明。症状治疗有压迫眶上缘，短时间吸入二氧化碳，应用镇静、解痉药物，针刺天突、鸠尾、内关、足三里等穴位。也可静脉注射 ritalin 20mg。如上述治疗无效，可行膈神经封闭。

（五）腹胀

常见丁腹部手术后，由于胃肠道功能受到抑制，吞咽空气，引起腹胀。一般 2～3 日后，胃肠道蠕动恢复，经肛门排气后，症状即自行缓解。如腹胀时间过长、腹胀重、肛门不排气、无肠鸣音，则可能发生麻痹性肠梗阻。如腹胀伴有阵发性绞痛、肠鸣音亢进，甚至出现气过水声，可能是由于术后早期粘连或其他原因所致的机械性肠梗阻。如上腹胀满，有振水音，伴有溢出性呕吐，呕吐物初为深棕色混浊液体，后呈咖啡渣样液体，应考虑为急性胃扩张。

处理方法：除针对原发病进行相应的处理外，可持续胃肠减压、穴位针刺、高渗盐水低压灌肠。如无禁忌可肌内注射新斯的明及肛管排气，必要时每 4 小时一次。同时注意纠正失水、电解质紊乱和酸碱平衡失调。

（六）尿潴留

术后尿潴留常由于：①麻醉引起的排尿反射抑制。②切口疼痛，造成膀胱括约肌反射性痉挛。③不习惯床上排尿。④低钾。⑤手术造成的骶前神经损伤，常见于盆腔广泛性手术，如直肠癌根治性手术等。尿潴留引起膀胱壁肌肉张力减低，常有残余尿，容易并发感染，应及时处理。对于盆腔及其他时间较长的大手术，常在术前留置尿管以预防尿潴留的发生。如术后 6～8h 仍未排尿，耻骨上区饱满，叩诊呈浊音，即为尿潴留。

可给予止痛剂并鼓励患者自行排尿。如患者病情允许，可协助患者坐起或立起排尿。针刺关元、中极、足三里，下腹部热敷，或皮下注射胺甲酰胆碱 0.1～0.5mg，都有助于排尿。如经以上处理仍不能排尿时，则需导尿。若导出尿量超过 500ml 以上时，应留置尿管 1～2 天，以利于膀胱壁张力的恢复。

八、拆线和切口愈合

（一）拆线的时间

头、面、颈部切口，术后第 4～5 日拆线，皮内缝合第 3 日拆线；下腹部、会阴部6～7 日；胸背部、上腹部及臀部 7～9 日，四肢 10～12 日；运动张力大的部位，如近关节处 14 日；减张缝线 14 日；有时可先行间断拆线，隔一周后拆除其余缝线；青少年患者拆线的时间可缩短，而年老、营养不良者，可酌情延长拆线时间。

（二）切口愈合的记录

初期完全缝合的切口可分三类：

1. 清洁切口　通常指无菌手术切口，如甲状腺切除手术，用"Ⅰ"代表。

2. 可能污染切口　如胃、肠道手术，术中可能带来污染，用"Ⅱ"代表。如皮肤难以彻底消毒部位的手术切口；创伤后 6～8h 内经清创缝合的伤口、新缝合又再度切开缝合的切口，也都属于此类。

3. 污染切口　指感染手术的切口。如胃、肠道穿孔的手术，用"Ⅲ"代表。

切口愈合分为三级：①甲级愈合。指没有任何不良反应的初期愈合。②乙级愈合。愈合处有红肿、硬结、积液、积血等，但未化脓。③丙级愈合。指切口化脓，需切开引流的切口。

根据以上的分类、分级方法记录切口的愈合，如Ⅰ/甲、Ⅱ/乙等。Ⅰ类切口处理不当，可能成为"丙"级愈合，相反，Ⅲ类切口处理得好，也可能得到甲级愈合。

第三节　手术后并发症及防治

手术后并发症可分为二类：一类是一般并发症，如术后出血，切口并发症、肺部并发症、尿路感染和下肢静脉血栓形成等；另一类是特殊并发症，是指发生在某些特定手术后的并发症，如胃大部切除术后的倾倒综合征，胰腺手术后的胰瘘等。本节仅涉及常见的一般术后并发症，特殊并发症可参阅外科学各有关疾病章节。

一、手术后出血

术后出血的主要原因是术中止血不完善，如结扎不牢致结扎线脱落，术中小动脉断端痉挛未予结扎，术后小动脉舒张引起出血，术中渗血未得到很好的控制等。

术后出血表现为失血性休克，如中心静脉压低于 0.49kPa（5cmH$_2$O），每小时尿量少于 25ml，经输血输液后短时好转后又恶化，或呈进行性加重者，首先考虑为手术后出血。位于体表的手术后出血容易被发现。胸、腹腔内的手术比较隐蔽，术中放置引流管者则比较容易被发现。腹部手术后无引流管者，临床应注意密切观察，必要时行腹腔穿刺抽吸看是否有新鲜血以明确诊断。

手术后出血一经明确，应立即手术探查，彻底止血。为预防术后出血，要求术中止血严密，手术结束时，再仔细检查确认无出血后再关闭切口。渗血创面尽可能处理好，如考虑到术后有渗血可能的，应放置引流管。

二、切口感染

引起术后切口感染的原因有：①细菌污染。Ⅲ类和Ⅱ类切口均可受到细菌的污染很容易理解，即使Ⅰ类切口，由于空气中细菌的存在，患者术野皮肤难以彻底无菌，或医务人员没有严格遵守无菌操作规程等，均可造成伤口的细菌污染。②手术操作粗暴。组织损伤重，止血不仔细，形成血肿，增加感染机会。③各种原因造成的身体抗感染能力降低。如年老体弱、营养不良、合并疾患（如糖尿病、动脉硬化、肥胖等）、术前长期使用肾上腺皮质激素或接受放疗、化疗等。

手术切口常在术后 2～3 天起疼痛减轻，如无其他感染，体温、脉搏和白细胞计数逐渐恢复正常。如逾期疼痛不减或在减轻后又加重，体温升高，则首先应检查伤口。可见切口有红、肿、热、痛及压痛的炎症表现。由于肿胀，缝线可深陷在皮内。如已化脓则可有波动。感染位置深时，肿胀、压痛明显，但局部仅轻度发红，波动也不甚明显。如有可疑，在切口压痛最明显处拆除一针缝线，用血管钳撑开，探入切口，观察有无脓液或渗液流出，并取样做涂片革兰氏染色和细菌培养。

感染的早期应根据情况使用有效的抗生素，无菌切口感染常为革兰氏染色阳性球菌。消化道的手术常是肠源性革兰氏染色阴性杆菌，下消化道常合并有厌氧菌感染，要注意进行抗厌氧菌治疗，常联合应用一种氨基糖苷类药物加上甲硝唑。以后可根据脓液培养药敏试验的结果，以及患者的反应，调换有效抗生素。对体质弱的患者应输血液、血浆或白蛋白。积极控制糖尿病或其他有关疾病，增强患者的抵抗力。脓肿形成前局部行理疗，争取炎症消散，已形成脓肿者，应及时切开，通畅引流。较大的切口感染，在切开引流炎症完全控制后，可行二期缝合，以缩短愈合时间。另一种较轻的是缝线感染，在针脚周围形成红晕或浅表脓肿，这种患者多无全身症状，缝线拆除后，即可痊愈。

为预防切口感染，应注意严格无菌操作，减少切口污染，手术轻柔，止血完善，进行充分的术前准备，提高患者的耐受力。对有指征的患者，预防性地使用抗生素，特别是在手术开始前或麻醉诱导期用药最为有效。

三、切口裂开

临床上主要是指腹部切口裂开，是腹部手术后的一个严重并发症，死亡率在 10%以上。发生腹部切口裂开的原因有：①组织愈合能力低。由于营养不良、贫血、低蛋白血症、维生素 C 缺乏、腹水、黄疸及术前应用较多肾上腺皮质激素者，影响组织愈合。多见于年老、体弱、过度肥胖或伴有糖尿病、尿毒症的患者。尤其多见于梗阻性黄疸及腹内癌肿行大手术后的患者。②手术操作的影响。上腹正中切口或经腹直肌切口发生裂开的多。缝线过细、结扎不紧、对合不佳，致缝合不牢。或缝合时麻醉不好，腹壁不松弛，强行拉合，致腹膜撕裂。止血不完善，切口内形成血肿，不注意无菌操作，致切口感染形成脓肿，以及切口内放置引流物。③腹内压增高。术后呕吐、咳嗽、打喷嚏、呃逆、腹胀及排便、排尿困难，均可使腹内压增高。

腹部切口裂开多发生于术后 7～8 天，皮肤拆线后 1～2 天。由腹内压剧烈增高引起，也可发生于术后 2～3 天内。术后 17～18 天后，很少有发生切口裂开。患者常是在一次突然腹部用力后，切口有撕裂的声响，同时有疼痛和切口松开的感觉。检查时发现切口裂开，有浅红色液体外流，肠或大网膜膨出腹壁外，伴有肠麻痹，这是完全破裂。如仅深层破裂，皮肤缝线完整，线结处有血性渗液，内脏可突出到皮下，因而在皮下出现柔软的肿物隆起，这是部分裂开。

腹部切口完全裂开者，应立即以无菌敷料覆盖膨出的内脏，以腹带加压包扎，嘱患者不要用力，立即送手术室，麻醉后在无菌条件下复位内脏，然后用粗丝线或合金线行腹壁全层贯穿间断缝合。行胃肠减压口切口部分破裂者，如无肠梗阻，可用胶布拉合。如形成刀口疝，以后择期行疝修补术。对切口感染造成的部分破裂，内脏多已与伤口粘连。伤口可用敷料填塞，但应注意保护，避免肠瘘形成，以后由肉芽组织生长愈合。

为预防术后腹部刀口裂开，对有影响伤口愈合因素的患者，应做预防性的减张缝合，要妥善处理使腹内压增高的因素，切口要用腹带妥善包扎。

四、肺不张和肺部感染

胸部和上腹部大手术后，呼吸肌的活动受到一定限制；术前用药及麻醉清醒前张口呼吸使气管内分泌物稠厚；伤口疼痛、包扎过紧、腹胀、镇静和镇痛药物使用过多，抑制咳嗽反射等，均可使呼吸道的分泌物不能有效地排出，从而导致支气管的堵塞，引起肺不张。呕吐物的误吸也是引起肺不张的原因之一。肺不张发生后，常继发肺部感染，如肺炎、肺脓肿等。老年人、长期吸烟者及患急慢性呼吸道感染的患者，尤其容易发生呼吸道并发症。

肺不张和肺部感染常见于术后 2～3 天，由于缺氧、二氧化碳蓄积，患者表现烦躁、呼吸急促、心率增快和血压升高。严重者可出现呼吸困难、发绀、室性心动过速、血压下降、甚至昏迷。继发感染时则表现发热、咳脓痰。体格检查时，常在后胸肺底部局限性叩浊或实音，听诊有局限性湿啰音，呼吸音消失或出现管状呼吸音。白细胞计数及中性粒细胞计数增加，血气分析表现为氧分压降低和二氧化碳分压升高。X 线检查可进一步证实诊断。

治疗上主要为解除支气管的阻塞，使肺组织重新膨胀。鼓励患者咳嗽及深呼吸，医务人员可协助患者咳痰，用双手按住伤口两侧，让患者深吸一口气，再用力将痰咳出。如患者咳嗽无力或因痛不敢咳嗽，可用吸痰管吸出痰液，并引发患者的咳嗽反射。必要时可用纤维支气管镜吸痰或行气管切开吸痰。痰液稠厚可用蒸汽或超声雾化吸入，并口服氯化铵，以使痰液变稀，易于咳出。选择适宜的抗生素，除全身使用外，尚可在雾化吸入中使用。

肺不张及肺感染的预防应针对病因。例如：①吸烟者，应于术前 2 周停止吸烟。②术前锻炼深呼吸，腹部手术前练习胸式呼吸，胸部手术前练习腹部呼吸。③伤口包扎不宜过紧。④镇静、镇痛药物使用适度。⑤预防误吸呕吐物。⑥腹胀者行胃肠减压，以利膈肌运动。⑦鼓励患者咳嗽、深呼吸，早起床活动及多次翻身并拍打胸背部，利于肺泡的膨胀和痰液的咳出，防止分泌物坠积于肺内。⑧痰液稠厚者应及时处理。

五、尿路感染

术后尿路感染主要是由于尿潴留未及时处理或处理不当，膀胱过度膨胀，膀胱肌肉收缩无力，致残余尿；或由于多次导尿及留置尿管，均可能造成尿路感染。最常见的是急性细菌性膀胱炎，表现为尿频、尿急、尿痛，有时发生急迫性尿失禁，多无全身症状，或仅有低热。尿液检查有脓细胞和红细胞。上行感染引起肾盂炎和肾盂肾炎，患者会出现发冷、发热、肾区疼痛、白细胞计数增高。

治疗应根据细菌种类和药敏试验，选用有效的抗菌药物；大量饮水以及保持排尿通畅。当尿潴留流量超过 500ml 时，应留置导尿管，持续引流膀胱。服用碱性药物或解痉药物，可减轻刺激症状。也可用局部理疗或热水坐浴。

尿路感染的预防，重要的是防止和及时处理尿潴留，导尿或膀胱冲洗时，应严格执行无菌操作。

六、下肢深静脉血栓形成

手术后血液处于高凝状态，卧床和制动使血流缓慢，因而可发生下肢深静脉血栓形成的术后并发症。治疗不及时可引起深静脉功能不全的后遗症，如栓子脱落，有引起致死性肺栓塞的可能性。

下肢深静脉血栓形成多发生于左下肢。发生于小腿肌静脉丛者称周围型；发生于髂股静脉者称中央型。以上两型血栓均可蔓延及整个下肢，称为混合型，这是临床上最多见的类型。周围型者，由于血栓范围较小，不影响血液回流，而且由于手术后创伤反应的掩盖，临床上常易被忽略。中央型者，有下肢肿胀、疼痛、浅静脉扩张、内收肌管处的压痛等，比较容易发现。手术后应注意测量小腿的周径，周径增粗，可能是深静脉血栓形成的水肿引起。检查腓肠肌和内收肌管处有无压痛，Homans 征阳性，提示腓肠肌静脉丛血栓形成。超声检查和深静脉造影，可进一步明确诊断。

周围型病期不超过 3 天者，可施行溶栓疗法。中央型病期在 48 小时以内者，可以手术取栓；72 小时以内者用溶栓疗法。病期超过 3 天的混合型病变仅能用抗凝疗法，防止血栓扩展。静脉滴注低分子右旋糖酐，口服双嘧达莫和阿司匹林有祛聚作用，可用作其他疗法的辅助治疗。

　　为预防下肢深静脉血栓形成，术后加强踝关节的屈伸活动和早日起床活动。对有发生下肢深静脉血栓形成潜在危险性大的患者，如下腹部及盆腔手术和下肢制动的患者，特别对老年、肥胖、感染和恶性肿瘤患者，可预防应用抗凝及祛聚疗法。

（王　军　孙全波　苗　磊）

第六章 创面观察和处理

延期处理的开放性创伤，软组织感染切开引流，手术切口感染等，由于局部组织病理反应，使创面出现渗液、化脓、坏死或组织缺损等，应予适当处理。这种处理包括检查创面、清除脓液及坏死组织、放置或去除引流物、更换敷料和包扎等。这一过程称为换药，也称为更换敷料或上药。

换药的目的是迅速控制感染，促进创面肉芽组织健康生长，尽早为上皮所覆盖，达到二期愈合或为后期缝合及植皮做好准备。以往曾一度注重创面的局部用药，而忽视无菌观念和无菌技术。多年临床实践证明，不合理的局部用药，并无益于创面的愈合。如磺胺类药物，不但不能降低创面感染率，还有破坏新生组织、妨碍肉芽组织生长的作用；抗生素容易发生过敏反应，并加速耐药菌株的产生，因而，目前适用于皮肤和黏膜局部应用的抗生素仅有新霉素、庆大霉素等少数药物。外用消毒剂的种类虽多，因其杀菌能力越强，损毁创面组织也越多，故对创面真正有效的也就很少。因此，现代外科对创面的处理，着重于无菌观念和无菌技术，去除影响愈合的因素，促进自然的生理愈合过程。

换药是外科基本操作技术之一，为外科日常工作的重要部分，对治疗效果的好坏、快慢起着重要的作用。某些创面处理不妥，不但使创面延期愈合，还可引起交叉感染，感染扩散，甚至引起危及患者生命等严重后果。因此，决不能轻视这项工作。

第一节 换药的目的和适应证

1．换药的目的　首先是了解和观察创面，去除脓液和异物，保持创面清洁，减少细菌的繁殖和分泌物的刺激，防止再受外伤及病菌侵入；并且固定患部，减少患者痛苦，改善局部血液循环，促进创面愈合。

2．适应证

（1）需要拆线的缝合伤口，有出血、渗液及脓性分泌物伤口。

（2）有异物存留、引流物松动或需去除引流物的伤口。

（3）创面周围或肢体水肿及引流不畅需扩创者。

（4）瘘管、窦道及胃肠道、涎腺分泌液或便溺污染伤口敷料者。

（5）手术前需要清洁创面，消毒皮肤者。

（6）体温升高，需排除局部感染、积液、积血等因素及处理创面者。

第二节 换药前准备

一、换药前患者的准备

1. 心理准备　由于患者不了解换药的目的、意义和程序，常有恐惧、厌烦等心理，因此，换药前应重视患者的思想状况，耐心解释换药的重要性及过程，并给予安慰，解除患者的顾虑及恐惧感。鼓励患者忍受必要的疼痛，增强战胜疾病、恢复健康的信心，以取得患者的配合。同时，还要消除一些患者的错误认识，如换药次数越多伤口愈合越快，或换药时不向创面上涂药创面愈合慢等。

2. 体位准备　换药时患者采取的体位，原则上应既能充分暴露创面、光线良好、使患者感到舒适安全，又使换药医师便于操作。根据伤口的不同部位，采取坐位、仰卧位、俯卧位、侧卧位等姿势。如胸、腹部伤口多采取仰卧位，颈前部伤口取头仰位，耳面部伤口取坐势头侧位，腰背部伤口取俯卧位等。对年老、体弱、胆小、怕痛的患者以及伤口痛重或需时长的患者，应特别注意患者体位的稳定、安全，防止发生晕厥和意外，冷天时应注意保暖。

二、医务人员的准备

1. 充分了解伤口　换药前必须充分了解创面的部位、大小、深浅，伤腔内填塞纱布的数量，引流物有无及是否拔除或更换，是否需要扩创或冲洗，是否需要拆线或缝合等。对所需的敷料、器械、药品等先检查是否齐备，特殊用品应制备齐全，如配制创面涂用的抗生素溶液，扩创所需的局部麻醉药、刀片，深伤口所用的长血管钳、探针，置换耻骨上膀胱造瘘的特殊引流管等。对患者的精神状态、全身状况及换药过程中可能发生的情况，应详细了解、充分准备。

2. 无菌准备　换药人员应按无菌规则进行充分准备，包括穿工作服、戴帽子、口罩及无菌手套。口罩的作用是过滤空气，吸气时将空气里的病菌、污尘挡在口罩外面，呼气、咳嗽、说话、喷嚏时，所喷出的唾液等挡在口罩里面，以相互保护。工作服应稍宽长一些，特别是袖口，遮盖住里面所有的衣服，以防血液、脓液、药液、污物染污衣服。帽子应包盖所有长发，尤其是女医师，需扎起头发，包入帽内，以防换药时发屑等落入创面。剪除长指甲，应用肥皂水洗手。一般创面，应每换一个患者洗一次手。特殊感染创面、大创面或必须用手直接接触的创面需戴无菌手套。

3. 时间、地点、顺序的安排　病房换药一般应在晨间护理完毕后进行，避免在患者吃饭、清除卫生、整理床铺过程中及家属在场或说话时进行。换药地点最好在换药处置室内，对不能起床活动或治疗中（如输液、牵引等）不便行走者，可在床前进行。

换药的顺序应严格按以下原则进行：无菌伤口、缝合伤口先换，感染伤口后换，先换小伤口，后换大伤口，感染轻的创面先换，感染重的创面后换，一般感染创面先换

（如葡萄球菌、链球菌、大肠埃希菌、变形杆菌感染等），特殊性感染或具有高度传染性的创面后换（如气性坏疽、破伤风、铜绿假单胞菌感染等），把特殊伤口、特大伤口及需扩创、冲洗、取出深在异物、更换引流管等复杂伤口放在最后换药。但门诊患者很难严格施行上述原则，大致上也应尽量遵循经常洗手，换完特殊伤口后，需用消毒溶液浸泡双手，再处理下一个患者。同一个患者身上有多个伤口时，亦应按上述原则进行。

三、常用物品的准备及使用

（一）常用物品及使用方法

根据创面的大小、部位及性质不同，所需物品的种类、数量及方法各异，常用物品及使用方法如下：

1. 持物钳　有持物钳、环形钳、麦粒钳或长镊四种。用于夹取各种换药所需无菌物品。不能夹取其他物品，更不能接触创面。需每周高压蒸汽灭菌 2～3 次，浸泡于装有消毒液的瓶内。消毒液平面应超过持物钳的中轴处或镊子的中上 2/3，每周更换 1～2 次。应用持物钳时，只可握持其未泡入消毒液的部分。从瓶中取出时，注意勿碰及瓶壁或瓶口，消毒液未滴尽时，不可急于夹取物品，以防药液经其他物品带入创面。拿出持物钳后，夹持物品时其持物端始终保持朝下，不能持平或持物端朝上，以免消毒液流至有菌的上部，再流回而污染无菌部分。用持物钳、镊接取无菌物品时，不能用接触过创面的器械，更不能用手取。凡此过程中，持物钳、镊无菌部分被污染时，均应停止使用，更换无菌钳、镊或重新消毒后再操作（图 6-1）。

2. 镊　换药时用镊子来替代手的工作，防止手上的细菌污染创面。同时也应避免伤口内的细菌沾污到换药者的手臂引起感染或再给另外的患者换药时引起交叉感染，一般应用两把镊子，左手持有齿镊，用以从无菌换药盘、碗内夹取无菌物品，传递给右手，右手持无齿镊，用于接触创面的操作，如消毒、消除脓液、夹取异物等。左手镊无菌，右手镊有菌，不可交替应用或相互接触。

3. 换药碗、盒、盆　搪瓷或金属碗和铝制盆、盒（如铝质饭盒），是用来盛放换药所需无菌敷料、器械、消毒品及冲洗创面溶液等物品的，在换药室内用碗方便，而在病房或其他地方换药，则用盒为宜，因需穿过走廊等区域，物品暴露于空气易污染，若用碗，须在物品上面覆盖三层无菌纱布或敷料。肾形搪瓷或金属小盆，亦称肾形盆，用于接盛脓血及冲洗创面流下的溶液或放置更换下来的敷料及污物。

4. 血管钳　也称止血钳。有直、弯两种类型，长短不一。一般换药较少应用。处理新鲜创伤、出血性伤口或进行扩创、取异物等治疗时，需准备血管钳，以便夹住断裂的血管、撑开创腔、夹除异物等。较深、较大的伤口应用止血钳，该钳具有稳妥、污染机会少等优点，如清除较深创腔时，用止血钳夹持棉球等清理创腔，不易将棉球等遗留在腔内。

5. 手术剪　有多种类型。线剪主要用于拆线，组织剪用于剪除不健康肉芽组织、坏死组织或修剪无菌敷料、油纱布、引流物等，绷带剪用来剪绷带、胶布及有菌敷料等。

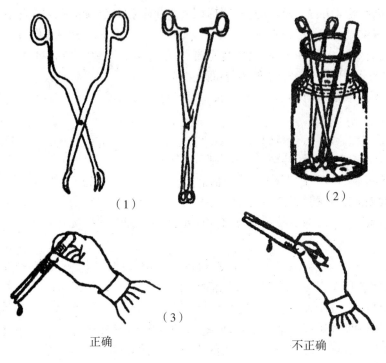

（1）

（2）

（3）

正确

不正确

图 6-1　各种持物钳

6．持针器　用来夹持、固定缝针进行缝合，也具有血管钳的作用，紧急情况下两者相互替代应用。

7．探针　有金属球头探针、有槽探针和有孔探针三种。金属球头探针可依创腔情况，随意弯曲成各种弯度，用于测量创腔深浅、方向，以及瘘管、窦道或有无异物等。

8．手术刀，分为尖刀、圆刀、钩刀，并有大小之别。用于切开、扩创及切除坏死组织。

9．缝针　按半圆、1/3 圆及大小不同弧形缝针有数十种规格；此外，还有横截面成圆形、三角形之分，更有弯、直针及长短之别。按不同要求选用。用于缝合伤口、缝扎止血等。

10．灌洗器　形状如大滴管状的玻璃容器，上端接橡皮球吸取灌洗液，下端为尖头，可置入创腔进行灌浇，用于灌洗伤口。

11．无菌纱布　宜用脱脂纱布制做。脱脂纱布柔软、吸水性好。通常剪开，折叠成5cm×5cm、8cm×8cm、10cm×10cm 的纱布块，或根据需要制成各种形状的纱布条、块、垫。用于擦拭创面，蘸吸渗液及脓液，覆盖伤口。油纱布宜用细网眼纱布制做。将纱布四周纤维去除，浸透凡士林或配制好的油脂。凡士林纱布能保护创面肉芽，换药时不致粘结严重而引起疼痛、出血，油脂不宜过多，过多会堵塞纱布网眼，影响创面引流，并由于油脂溶于创面形成异物影响愈合；油脂过少则起不到应有的作用。

12．棉球、棉棒和棉垫　用脱脂棉制作，根据需要制成不同大小及形状。棉球用于消毒或擦拭去除创面的脓血及渗液。棉棒用来做创腔的清除或探测创腔深度及方向。棉垫则用于吸除大创面的渗液及脓血。

13．引流物 引流物的性质及种类有多种（图6-2）。多放置于创腔内，其目的是引出创腔的脓液及渗液，促进愈合，狭小而深的创腔填塞可避免外口过早缩小或闭合而致腔内引流不畅。但各种引流物均为异物，并妨碍伤口愈合，因此，应合理应用，不能遗留在腔内。

（1）纱布引流条：易于吸收脓液及血液。脓液不多，肉芽开始生长的创面宜用盐水纱布条。肉芽较健康、渗液很少的创面则宜用干纱布条，有刺激肉芽生长之作用。脓液多而稠厚的创面不宜应用，因其吸足脓血后发生凝结，引流效果不好。

（2）油纱布引流条：对组织刺激性小，不与创面粘连。适用于清洁创面，因其不吸取脓液及渗液，不宜用于脓液及渗液多的创面，较深的创腔也不宜久用，以防引流不畅或油质遗于腔内影响愈合。

（3）烟卷引流：纱布卷外套薄橡皮管而成。靠纱布卷的毛细管渗吸而起引流作用。纱布浸透则失去引流作用。纱布卷过紧将影响引流效果。适用于外口小而较深的脓肿或腹腔内引流。

（4）橡皮引流条：用橡皮手套或薄橡皮，根据需要剪成各种形状。适用于窄深而分泌物较少的创腔，或组织疏松容易渗血的伤口，如阴囊手术、颈部手术等，可防止创腔积血。

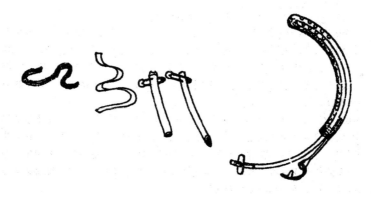

图6-2 各种引流物

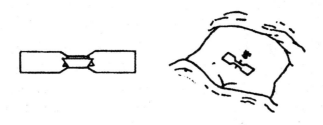

图6-3 蝶形胶布

（5）橡皮管引流：引流效果好，并可用来冲洗创腔。多用于脓液或渗液多的深大脓腔（如臀部深大脓肿、腹腔脓肿）、实质脏器脓肿（如肝脓肿）、内脏切开或吻合处（如总胆管、肾盂、输尿管等）。但橡皮管对组织刺激性大，应合理应用。

（6）套式引流管：粗管内套一细管，粗管下部置入创腔部分制做多个侧孔。经细管向创腔内灌注冲洗溶液，粗管向外引流。适用于脓液或渗液很多的深大创腔，如肝脓肿、腹腔脓肿、化脓性大关节炎等。效果很好。

14．胶布和绷带　胶布主要用于固定敷料，亦可制成蝶形（图6-3）牵拉或封闭清洁伤口。绷带主要用来固定敷料或夹板，防止脱落或移位。固定患肢或患部，减少活动减轻疼痛。可根据需要制成绷带卷、三角巾、丁字带、四头带、多头带等形状，选择应用。

15．其他油布、普通剪刀、肥皂、毛巾、注射器、局部麻醉药、手套等物品，均需常备。

（二）常用物品的灭菌

凡换药应用的所有物品，均需经严格灭菌后方可使用。金属、搪瓷及玻璃物品宜用高压蒸汽法、煮沸法或浸泡法灭菌。脱脂棉、纱布、绷带等用高压蒸汽法灭菌。橡皮等可用浸泡法或煮沸法灭菌（详见第二章无菌术）。

第三节　换药的基本技术

一、树立无菌观念

换药是为了避免或减轻感染，促进创面愈合。换药过程中必须树立无菌观念、掌握无菌技术。思想上必须明确，细菌是感染的根源，所有未经灭菌或已被污染的物品均不能接触创面，否则可能引起新的感染或交叉感染。始终明确换药所用物品哪些是无菌的，哪些是有菌的；始终保持有菌区和无菌区的界线；始终严格保证无菌物品和无菌区不被污染。养成自觉严格遵守无菌技术操作规程的习惯。另外，还要注意换药室内空气清爽，定期进行空气及地面消毒，人员不宜过多。

二、解除敷料的方法

安置好患者体位后，首先在伤口下方铺治疗巾或塑料布，并准备好肾形盆，再解开绷带或腹带，撕解胶布应由外向里。如遇胶布粘着毛发时，可用松节油等浸脱或将毛发剪除，切勿生拉硬扯引起疼痛，未浸湿的敷料应用手解除，浸湿的敷料用镊子取除，但这把镊子不可再用来接触创面或镊取无菌物品。取除贴于创面的敷料应特别注意，因创面的渗液干结，使敷料粘贴于创面，新生的肉芽也长于纱布的网孔内，若用力揭起，不仅会引起患者疼痛，新生的肉芽也将被剥掉。因此，应先用生理盐水浸透，使敷料与创面分离，再轻轻提起敷料的一边，另手持镊夹生理盐水棉球轻压于敷料粘着创面，慢慢取下敷料。

三、物品的传递方法

换药所需所有物品均用无菌持物钳取放于无菌碗、盒内。换药碗、盒内的物品，须用左手所持的无菌镊夹取传递给右手的有菌镊。换药碗、盒内物品已经取出，不能再放回，左手镊子不能碰及右手镊子，更不能接触创面及一切污物，右手镊子不能直接到换药碗、盒内夹取物品。

四、创面及周围皮肤的消毒方法

清洁创面应遵循自上而下、先内后外的原则，即先用酒精棉球沿创缘环形消毒，将创面与周围分开，继而消毒距创缘约 5 ～ 8cm 区域。擦洗皮肤的棉球，不得再擦洗创面，消毒剂也不可流入创面。创面用生理盐水或1% 新洁尔灭棉球轻柔擦洗，擦洗创面的棉球也不得再擦洗皮肤。感染创面的皮肤消毒则应从距创缘 8 ～ 10cm 处环形向壁擦洗至创缘。创面脓液较多时可用生理盐水或 1% 苯扎氯胺纱布擦洗或用灌洗器冲洗。

五、包扎固定方法

1. 胶布固定法　最为常用。胶布条粘贴的方向应与皮纹平行。粘贴前擦净皮肤的汗水、血液、污垢，必要时在皮肤上涂一层复方苯甲酸酊，使粘贴牢固，并可防止皮肤起水疱。注意皮肤张力、避免皮肤皱褶于胶布内，同时需注意血运情况。如阴茎、四肢等部位，不可环绕成圆筒状粘贴，只能螺旋形粘贴，防止形成止血带样作用。

2. 绷带固定法　有些特殊部位，单纯胶布固定不牢固，应于胶布粘贴后再用绷带卷缠绕或制成各种形状的带巾加固，如头面部用三角巾，会阴部用丁字带等。胸腹部用胸带或腹带加固具有包扎牢固、减轻疼痛、便于活动、减少并发症（如刀口哆裂）等优点。

3. 其他　还有石膏绷带固定、弹性绷带固定等方法。

六、污染敷料的处理

更换下来的污敷料、绷带及擦洗创面的棉球等，须用钳、镊夹取集中放于弯盘内，倒入污物桶，能再用的可回收、洗净、无菌处理。不能再用的应深埋或烧毁。脓血、渗液及冲洗液倒入厕所或焚烧炉内或深埋入污物坑。器械及碗、盒、盆、盘，擦洗净后重新消毒、灭菌，特殊感染的敷料全部烧毁，器械做特殊灭菌处理。

第四节　一般创面的处理

一、缝合伤口

包括手术切口和清创缝合伤口。换药的主要目的，是检查有无积血、积液或感染，取出引流物，拆除皮肤缝线。此类伤口，如无引流物，也无出血、渗液、污染及感染征象，第一次换药时间，宜在术后第 3 ~ 5 天；第二次一般在拆线日期进行，如有局部疼痛加剧、发热等感染征象时，应随时在无菌条件下检查。揭去敷料后，应注意敷料有无浸湿及其颜色、性质，伤口有无发红、肿胀、异常隆起，缝线周围有无红晕及脓疱，并用手指轻压伤口周围，有无异常硬结、压痛及波动。

手术后伤口，由于组织的生理反应、血和淋巴液渗出，常在术后 2 ~ 3 天内出现暂时性水肿而稍隆起，缝线周围可能稍有红肿，范围不大，不能视为感染，用酒精棉球擦拭后覆盖无菌敷料即可。缝线反应进一步发展为感染，可发生线周脓疱，表现为一个或多个缝线周围局限性红肿、色暗区，直径一般不超过 1cm，可能有脓栓或脓液溢出。脓疱较小者，可挑开其顶部，擦除脓液，涂以碘酊和酒精，脓疱较大、较深者，应拆除缝线、扩大外口，通畅引流。

伤口内引流物的留置时间，应根据创腔特点、引流物的种类和引流量多少而定。一般橡皮引流条多在术后 24 ~ 48h 拔出，烟卷或管状引流，多在 48h 以内取出。脓液多、渗液较多及周围炎性反应较重时，应适当延长留置时间。放置内脏的特殊引流管，如置入总胆管的 T 型管，置入肾盂、膀胱的引流管、关节腔内双管灌洗引流管等，一般须在 10 ~ 14 天拔除，因需等待引流管周围纤维组织包绕、形成假道后才能拔除，以免这些脏器内的液体溢至腹腔或周围组织，引起腹膜炎等严重后果，并且在拔除前，需夹闭引流管 2 ~ 3 天；有些情况，如脏器感染未控制，腔道远端不通畅等仍需延长引流时间。各大脓腔的引流管，应在脓液引净、脓腔缩闭后拔除。拔除引流物时，应先轻轻活动或转动，缓慢取出，缝线的拆除时间及方法，请参阅有关章节。

二、伤口感染

浅部感染表现为伤口隆起，皮肤红肿，有跳痛，压痛，甚至有波动感。范围超过两侧缝线以外者，应将肿胀部的缝线拆除。有波动者，在波动最明显处撑开伤口；波动不明显，不能确定有脓液时，可用粗针头或探针经切口插入进行探查。撑开切口，排净脓液、渗液或血液，若积存较多或黏稠时，应扩大开口，使其开放，并探查里面有无线头等异物，清洗净后填塞凡士林纱布，包扎。深部感染时，皮肤颜色变化及波动感不明显，但肿胀、压痛明显，范围较大；并常出现发热、乏力、脉搏增快等全身症状，白细胞计数增加、中性粒细胞比例增多。早期采用局部理疗、全身应用抗生素及支持治疗；全身症状重、局部肿胀明显或经穿刺抽出脓液时，即行切开减压和引流，以后按开放性伤口处理。

三、开放创面

包括创伤创面、手术切口感染或脓肿切开引流后的创面等。应观察创面的大小、深度及方向、引流物性状、肉芽生长情况，分泌物的多少、颜色、气味及稠度等。

分泌物的观察及处理：各种创面均有分泌物，其性质主要为血液、浆液及脓液。

1．血液　少许渗血，多为毛细血管出血，如新鲜创面揭去纱布后，可见点状渗血，清洁创面后覆盖敷料即可，量稍多者可轻微加压包扎。静脉出血，颜色暗红，均匀外渗。动脉出血，颜色鲜红，呈喷射状。轻者给予压迫包扎多能停止，重则需行电凝或结扎止血；大血管严重出血，需紧急上止血带，手指压迫动脉干控制，再施行钳夹结扎或缝扎，必要时手术止血。

2．浆液　为创面毛细血管和淋巴管外渗的液体，呈淡黄色、透明、无臭味。创面少量浆液渗出，不影响愈合，不需处理。大创面的大量浆液渗出，如严重创伤、大面积烧伤淋巴液漏出等，可使大量的水、电解质、蛋白质丢失，引起水、电解质紊乱、酸碱失衡、血容量减少及低蛋白等，则必须及时合理补充纠正。若发生消化道或胆道瘘，丢失的液体量可以很多，甚至达数千毫升。漏出液的性质及颜色依脏器及部位不同而异。如胆汁为黄色液体；胰瘘漏出液为无色、澄清有霉味，因含有大量胰酶，常致皮肤糜烂、坏死，上段空肠瘘漏出液主要为胆汁和胰液，下段空肠瘘为黄色蛋花样肠液，回肠瘘漏出液比较稠厚，结肠瘘漏出液含有粪便。

3．脓液　为坏死组织和死亡破碎的白细胞。脓液的多少、颜色、黏稠度、气味、周围反应等，依致病菌的种类、数量、机体敏感性及抵抗力强弱不同而表现各异，处理方法亦不一致，故应仔细辨认：

（1）葡萄球菌：革兰氏染色阳性。能产生大量凝固酶、透明质酸酶和溶血素、杀白细胞素及纤维溶解素。脓液特点为稠厚、黄色或黄白色、无臭味、量多。感染较局限，边缘清楚，但可引起转移性脓肿。对化学消毒剂、磺胺类药和四环素族抗生素敏感。处理主要为彻底清除局部脓液，保证引流通畅。感染较重或有全身症状时，应用敏感抗菌药物。

（2）链球菌：革兰氏染色阳性。能产生多种酶，如透明质酸酶、溶纤维蛋白酶、链激酶等。这些酶能破坏纤维素形成的脓壁，而使感染扩散。脓液特点为稀薄、血水样、量较多。厌氧性链球菌感染，多有恶臭，并可生产气体。创面边缘不清，不发生转移性脓肿。微量嗜氧链球菌感染，常在皮下潜行性发展，皮下组织逐渐液化，有大量黄色液体，皮肤菲薄，并出现多处破溃；创面底部肌肉暴露，但无真正的肉芽生长。因链球菌感染创面渗液较多，应及时更换敷料，清除脓液。厌氧性及微量嗜氧性链球菌感染创面，可用过氧化氢（H_2O）、50%过氧化锌（ZnO_2）局部冲洗或涂抹。创面较大或感染较重者，全身应用磺胺类药及广谱抗生素。

（3）大肠埃希菌：革兰氏染色阴性。单纯大肠埃希菌致病力不强，产生的脓液也无臭味，但常和其他细菌一起造成混合感染，产生稠厚脓液，有恶臭或粪臭味。常发生在严重烧伤创面及腹部切口感染。局部可用庆大霉素、卡那霉素溶液冲洗或浸泡。全身应用氯霉素、磺胺类药及四环素族抗生素。

（4）铜绿假单胞菌：革兰氏染色阴性。单纯铜绿假单胞菌感染致病力不很大，但它对多数抗菌药物不敏感，在其他细菌感染的慢性创面，特别是含有大量坏死组织或大面积肉芽组织创面，成为继发感染的重要致病菌。脓液特点是淡绿色，有特殊的甜腥味。创面很难愈合，又极易引起交叉感染而蔓延。严重感染可引起很难治疗的铜绿假单胞菌性败血症。创面的处理，首先，需清除全部坏死组织，再用 0.1% ~ 0.5% 多黏菌素、0.2% ~ 1% 庆大霉素、0.1% 硫柳汞或硼酸溶液冲洗、湿敷，磺胺嘧啶银更有强大的抑菌作用。全身用药多采用联合用药法，如多黏菌素、红霉素、链霉素的联合应用，阿莫西林、庆大霉素、多黏菌素的联合应用等。

（5）变形杆菌：革兰氏染色阴性。脓液具有特殊恶臭味。对大多数抗菌药物具有耐药性，常在大面积烧伤、慢性溃疡及腹部切口、混合细菌感染抗菌药物治疗后，变为单纯变形杆菌感染。应用庆大霉素、氯霉素、链霉素等治疗，效果较好。

各种感染创面，均应及时做细菌学检查及药物敏感试验，并在治疗过程中重复检查，特别对治疗效果不明显的创面，更应注意检查，以指导治疗。

4. 肉芽组织　创伤组织的修复，主要靠机体自身的修复，即伤后增生的细胞和细胞间质，充填、连接或替代缺损的组织。在开放性创口、感染创面，肉芽组织的生长情况决定着创面愈合时间，正确辨认肉芽组织生长状况，及时、妥善处理不良肉芽，则为促进创面愈合的重要因素。

（1）良好肉芽：创面清洁，肉芽鲜红色或红色，表面颗粒细小而均匀，触之易出血，为新鲜肉芽。肉芽色红，生长平衡，触之较硬，组织坚韧致密，不易出血，周围有表皮，向内生长，为良好肉芽。良好肉芽的创面无需清洗，覆盖凡士林纱布或生理盐水纱布即可，应适当减少换药次数。若创面较大（直径大于 4cm），即可施行植皮术。

（2）不良肉芽依发生原因、表现及处理方法不同，分下列几种。

1）水肿性肉芽：多见于创面过大，创腔深或表皮生长受阻等创面，如有感染、局部血运不良、创腔内积液、异物存留、皮缘内翻及换药频繁等，表现为肉芽水肿，呈淡红或浅白色，表面光滑，无明显颗粒，高出创面，触之浮动。单纯水肿性肉芽，可用高渗盐水（8% ~ 10% 氯化钠溶液）纱布持续湿敷，至水肿消退。过长肉芽应用剪刀、刮匙或刀片清除掉，再盖干纱布稍加压包扎，并减少换药次数。有异物存留及感染时，做相应处理。

2）溃疡性肉芽：多见于有慢性感染而经久不愈的创面，如慢性小腿溃疡、压疮等。形成溃疡性肉芽的主要原因为局部血运不良、神经营养障碍、特殊感染、放射治疗后及全身患有严重疾病，如恶性肿瘤、血液病、糖尿病、严重低蛋白血症、营养不良等。此外，治疗方法不当，如压迫过紧、不合理地使用消毒剂或膏、粉等。创面表现为厚而硬的瘢痕组织，呈紫黑色，常有坏死组织，坏死组织脱掉，可见灰白或淡红色之松弛、水肿的肉芽，创缘隆起呈堤状，逐渐变为黑色，周围组织有红肿等炎性反应。处理原则为去除局部压迫因素，改善血液循环，纠正全身营养状况，积极治疗原发病，促进组织健康生长。一旦创面清洁、健康，可考虑施行切除植皮术，或转移组织皮瓣修复。若久治不愈，应施行活体组织学检查，明确病变性质。

3）急性肉芽炎：指肉芽组织的急性炎症。表现为，在新鲜肉芽的表面覆一层灰白色薄膜，肉芽及周围组织炎症水肿，并出现疼痛。薄膜破溃后，创面糜烂、扩大，常有全身发热等炎症反应。主要原因为创面处理不善所致，如消毒不严格、擦洗创面粗暴或强力揭除敷料，使创面肉芽组织损伤，引起感染。因此，应妥善处理创面，避免其发生。发生后应全身应用抗生素，局部严格消毒，抗生素溶液湿敷，控制感染，促使健康肉芽生长。

各种较大创面，经积极合理处理，肉芽健康时，应及时植皮覆盖创面。若创面广泛（如大面积烧伤），自身皮肤移植不能覆盖创面时，可施行异体皮移植、人工皮移植，保护创面。

四、伤口引流及异物的处理

引流不畅和异物存留是伤口久治不愈的重要因素。

引流良好的伤口多无明显疼痛，周围皮肤及皮下组织无红肿及压痛，伤口内无脓液积存。反之，若有上述现象，即表示引流不畅，应进一步检查，及时扩创，确保通畅引流。

伤口内的各种异物，如线结、纱布片、死骨、弹片等，原则上均应及时取出。虽有某些与机体不相容的异物，周围肉芽组织和纤维增生可将其包裹，但其内仍可能含有细菌，当机体抵抗力降低时即发生感染。尤其是感染伤口内的异物，更应及早取出，否则感染将难以控制，伤口也不易愈合。

第五节 特殊创面的观察及处理

常见特殊创面有窦道、瘘管、慢性溃疡、坏疽等。引起特殊创面的原因很多，一方面是全身性因素，如低蛋白血症，维生素 C、K、A 缺乏，铜、锌等微量元素缺乏，长期或大剂量应用肾上腺皮质激素及患有糖尿病、肝硬化、肾功能不全、血液病、结核、癌肿等病症。另一方面是伤口早期处理不当，创腔淤血及异物存留，局部组织血液供应不良，有骨髓炎或者死骨存在，特殊性感染（如放线菌病、梅毒、阿米巴感染等）或混合性感染等。特殊创面的处理，除积极治疗原发病，提高愈合能力外，局部处理更为重要。这类创面一般的局部处理很难奏效，需根据不同情况采用特殊的处理方法，方能使创面愈合。

一、窦道

窦道是一种通向深部组织的细长管道，管道的一端开口于体表皮肤与外界相通，另一端为盲端。窦道的外口常表现为一小溃疡或很小的肉芽组织创面，有的小如针尖，不易寻找，但经常有分泌物不断或间断地流出；有时外口似乎闭合，但不久局部又复红、肿、压痛，在原外口处或附近皮肤另行穿破，又开始流脓，如此反复发生。管壁常有较厚的纤维瘢痕组织（图6-4）。常见原因为深部组织异物存留，手术或平时外伤感染后形成的窦道常为线头、异物引起，战伤后的窦道深部可能存有子弹或弹片，深达骨骼的窦道常因骨髓炎、死骨及死腔存在所致。

窦道的处理：首先应明确深部组织有无异物存留，如有线头、弹片或子弹等异物，要扩大伤口将其取出；有死骨及死腔者，必须手术取出死骨、消灭死腔，才能使窦道愈合。

单纯窦道不应有脓液积存，有脓液必定另通脓腔，需扩大伤口，通畅引流。单纯窦道的处理，可施行苯酚侵蚀疗法。方法是：伤口周围皮肤消毒后，用酒精棉球保护周围皮肤，将浸有苯酚的棉棒经开口置入窦道盲端，充分侵蚀窦道，侵蚀后不必填塞。切勿将棉花遗留于窦道内（图6-4），侵蚀无效者可采用刮除术，即用刮匙将窦道管壁上不健康的肉芽组织彻底刮除，使之形成新鲜创面，填塞干纱布条止血并刺激肉芽生长。也可施行窦道切除术。窦道切除术须在窦道周围炎症控制后进行，可向窦道内置入细管或注入亚甲蓝等，使整个窦道着色，以便彻底切除窦道及其周围的纤维瘢痕组织，切除后用可被吸收的肠线或组织反应轻的线缝合，消灭死腔。

二、瘘管

瘘管有两个开口。分为外瘘和内瘘。一端通出体表，另一端通至体内器官或体腔者，称外瘘，如肠瘘、胆瘘、尿道瘘、肛门瘘等。两个口在空腔脏器之间或一个空腔脏器与一个体腔之间相通者，称内瘘，如胃结肠瘘、胆肠瘘、支气管胸膜瘘、输尿管阴道瘘、膀胱直肠瘘等。一般瘘管主要指外瘘。其表现依瘘管直径、瘘口大小、相通的脏器而异。细长瘘管的表现与窦道相似，只是漏出物的性质不同，如胆汁、尿液、胃肠道内容物等。粗短瘘管则外口持续开放，流出大量物质，不但引起瘘口周围皮肤糜烂、溃疡，还可丢失大量体液，发生水电解质紊乱、酸碱失衡、贫血、低蛋白血症等。

瘘管的处理：保护周围皮肤，纠正全身状况，扩大外口通畅引流，切除或修补瘘管（如肛瘘、阴道直肠瘘），修补内口（如胃、肠、胆瘘），压缩脓腔（如治疗脓胸，切除肋骨及增厚的胸膜）等。特殊病因，如结核、癌肿等引起的瘘管，以治疗原发病为主。

局部治疗同一般瘘管。

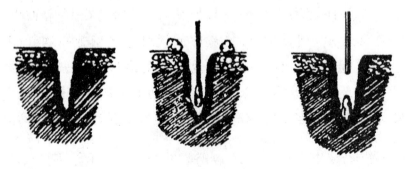

图6-4 窦道及侵蚀疗法

三、慢性溃疡

皮肤或黏膜局限性、长期不愈合的缺损，称慢性溃疡。其病损至少深及真皮层或黏膜全层。仅上皮浅表缺损伴有渗出或感染，则为糜烂。深者可达皮下组织、肌肉甚至骨骼。引起溃疡的原因甚多，如机械性或理化性损伤、感染、局部循环障碍、全身或局部营养不良、肿瘤等。病理性质不同的溃疡，其发生部位、数目、形态特征和治疗亦不同。常见的几种典型溃疡特征如下（图6-5）。

1. 一般感染性溃疡 亦称单纯性溃疡。指一般化脓性感染，如脓肿或痈等切开及破溃；皮肤机械性损伤，如擦伤或挫伤等继发化脓性感染，处理不当；病变常发生在肌肉组织缺乏、血液供应较差部位，如胫骨前方、内踝处等，形成难愈性慢性溃疡。特点为创面及周围皮肤多有不同程度的炎症反应，重则肉芽水肿、松软、色灰暗，脓性分泌物多，周围组织出现蜂窝织炎、局部淋巴管炎及淋巴结炎，全身症状明显。轻者创面肉芽呈红色颗粒状、坚实、分泌物少，边缘可见膜状新生上皮。

处理方法为：避免有刺激性药物接触创面，分泌物多者宜湿敷，肉芽水肿者用高渗盐水湿敷，肉芽高出创面可将其剪平，有炎性反应则全身应用抗生素。创面大、肉芽新鲜者及时植皮。

2. 结核性溃疡 为淋巴结核或骨结核干酪样坏死，形成寒性脓肿或继发感染后溃破所形成。常见于颈部、腋窝及肛门旁。溃疡形态不规则，边缘呈潜性、创面组织苍白、污秽，有淡黄色稀薄分泌物，也可有干酪样物。

处理为局部通畅引流，全身应用抗结核药物。

3. 静脉曲张性溃疡（循环障碍性溃疡） 是由于静脉内血液淤滞，血氧含量低，毛细血管壁通透性增加，局部水肿，组织营养不良所致。多发生于下肢静脉曲张或动静脉瘘等病，常位于小腿内侧、内踝上方。溃疡圆形或不规则形。创缘硬并呈斜坡状，溃疡

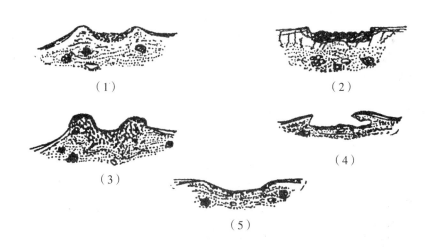

（1）　　　　　　　　　　　　　（2）

（3）　　　　　　　　　　　（4）

（5）

（1）一般感染性溃疡 （2）结核性溃疡 （3）癌性溃疡 （4）梅毒性溃疡 （5）静脉曲张性溃疡

图6-5　几种典型的溃疡特征

面较浅、平坦，肉芽组织色淡或暗红色，质松，有脓性分泌物，周围皮肤萎缩、硬化，多有色素沉着或伴有湿疹样改变。

处理主要为治疗原发病。患肢抬高休息，溃疡面保持清洁，必要时应用高压氧及口服维生素等改善局部营养，促进愈合。

4. 癌性溃疡 由于癌肿侵袭性生长，使局部组织、血管迅速破坏，瘤体供血不足，发生中心性坏死溃破，而形成溃疡。常见于皮肤癌肿如基底细胞癌、鳞状细胞癌，偶见于黑色素瘤以及其他原因引起的慢性溃疡癌变。溃疡呈圆形或不规则形，边缘隆起、外翻呈菜花状，质硬。底部凹凸不平，易出血，分泌物恶臭。可有区域淋巴结转移。必要时施行活体组织学检查确诊。

处理原则为控制局部感染，彻底切除病变，皮肤组织移植修复缺损。

5. 梅毒性溃疡 多发生于三期梅毒，皮下组织树胶肿（gumma）坏死溃破后形成溃疡。多位于膝、踝关节处，常多发。溃疡为不规则形，可一侧向前扩散，另一侧出现愈合，形成特征性的半月形或肾形溃疡。边缘整齐、垂直、坚实，如凿刻状。创面肉芽腻秽灰黄，分泌物如同黏稠的树胶或鸡油。周围有浸润，呈星状瘢痕。经梅毒血清试验可确诊。处理主要为治疗梅毒，特效药物为青霉素、红霉素、四环素等，经足量用药后，溃疡能在一个月内愈合。局部处理为保持溃疡面清洁，引流通畅，防止继发感染。

（殷自振　朱以海　校　晗）

第七章　麻醉和复苏术

用人工的方法使机体或机体的一部分暂时失去对外界刺激的反应称为麻醉。其基本任务是消除手术所致的疼痛和不适感觉，使肌肉适当松弛，保障手术患者的安全，并为手术或诊断性检查创造良好的诊治条件。

现代麻醉理论和技术，在抢救重危患者以及某些治疗工作中也发挥了极其重要的作用。根据麻醉方法不同可分为药物麻醉和非药物麻醉两大类。药物麻醉又可分为三类：①全身麻醉（简称全麻），它以意识和感觉的消失为特征，使机体对强烈的干扰不产生感觉和反应。依据给药方法不同，又可分为吸入和静脉麻醉等。②局部麻醉（简称局麻），指局限于机体一定部位的麻醉，包括表面麻醉、浸润麻醉和传导阻滞麻醉。③非药物麻醉又可分为针刺麻醉、电麻醉、冷冻麻醉等。

第一节　麻醉前准备和麻醉前用药

充分的麻醉前准备和正确的麻醉前用药是提高麻醉效果、保证患者在麻醉中的安全、减少麻醉后并发症极为重要的工作，必须严肃、认真地对待。

一、麻醉前准备

1. 临床医师和麻醉师应熟悉麻醉前的准备和麻醉前用药，其根据是对拟手术患者的病情充分了解，依据疾病位置、年龄、手术部位和切口等，由临床医师拟定麻醉方法，送出手术（麻醉）通知单。

（1）对病情全面了解并做出手术治疗的决定，根据手术的性质范围及诊治需要，择定麻醉方式与术中治疗措施；估计麻醉手术中可能发生的变化。

（2）术前认真诊视患者，询问病史，了解既往麻醉史与手术史，平时使用镇静、催眠、镇痛药物和心血管药物的情况。参照各种检查结果，重点了解心、肝、肺、肾和中枢神经系统等重要脏器的功能状态，充分了解并全面掌握病情。为便于对病情的判断和估价，通常将麻醉前病情分为五类，以供参考。

1）患者的心、肺、肝、肾和中枢神经系统功能正常，发育、营养良好、能耐受麻醉和手术。

2）患者的心、肺、肝、肾等重要脏器虽然有轻微病变，但代偿健全，对一般麻醉和手术的耐受性无大的影响。

3）患者的心、肺、肝、肾等重要脏器病变较重，功能减损，虽然在代偿范围内，但对麻醉和手术往往影响较大。

4）患者的心、肺、肝、肾等重要脏器病变严重，功能代偿不全，威胁着生命安全，施行麻醉和手术均有危险。

5）患者的病情严重，随时有死亡的危险，麻醉和手术异常危险。

急症手术的危险性大于同类择期手术患者，判断和评估时要给予重视。

2．患者体格和精神方面的准备

（1）改善饮食和营养状况，增强体质，增强对麻醉、手术的耐受力，纠正紊乱的生理功能和潜在的疾病，如糖尿病、呼吸道感染、高血压、贫血、泌尿道感染及心、肝、肺、肾功能不全等，使各实质性脏器功能恢复到最佳状态；对脱水、电解质紊乱、酸中毒、休克患者，应积极采取措施加以治疗。高热者，事先将体温降至38℃以下。为防止呕吐和误吸，麻醉前必须禁饮食4～12h。只要不耽误外科手术治疗的时机，尽可能充分准备，以防意外发生。

（2）认真诊视患者，深入细致地了解病情，耐心向患者介绍麻醉和手术的必要性及安全措施，以取得患者的信任，消除患者的思想顾虑，使之主动配合，是提高麻醉安全的重要环节。

（3）麻醉用具和药品的准备与检查。麻醉前必须认真检查各种用具是否处于完好备用状态，各种药品是否齐全，有无过期失效及不安全的因素存在，同时还要准备好各种抢救器械和药品。

二、麻醉前用药

麻醉前用药的目的是使患者情绪安定、合作，减少一些麻醉药物的毒副作用，抑制腺体分泌，提高麻醉效果和保证麻醉安全。多在术前晚间或术前30min使用。

1．常用药物

（1）安定镇静药：具有镇静、催眠、抗焦虑、惊厥及中枢性肌肉松弛作用，如安定、氯氮卓、甲丙氨酯、异丙嗪等。

（2）催眠药：具有镇静、催眠和抗惊厥作用，如苯巴比妥、戊巴比妥等。

（3）镇痛药：如吗啡、哌替啶和芬太尼等。

（4）抗胆碱药：具有松弛平滑肌、减少呼吸道分泌物、抑制迷走神经反射的作用等，常用药物有阿托品和东莨菪碱。

2．麻醉前用药原则

（1）手术前晚间可口服催眠药或安定镇静药。

（2）麻醉前30min或进入手术室前肌注安定镇静药或催眠药，另加用抗胆碱药。剧疼患者可加镇痛药。

（3）一般情况欠佳、年老、体弱、恶病质、休克、甲状腺功能低下、小儿等，吗啡、哌替啶应减量或禁用。

（4）心搏过速、高热、甲状腺功能亢进患者及暑天或炎热地区不用或少用抗胆碱药物。

第二节 全身麻醉

麻醉药经呼吸道吸入或经静脉、肌内注射，产生中枢神经系统抑制，呈现神志消失、周身无疼痛感觉，也可有反射抑制和肌肉松弛等表现。但是，其痛觉消失、肌肉松弛、反射活动减弱、神志消失是可以控制和可逆的，清醒后不留任何后遗症。

一、吸入麻醉

麻醉药经呼吸道吸入体内而产生麻醉者，称吸入麻醉。根据吸入方法分为开放吸入（面罩吸入）、半闭式吸入和闭式吸入等。麻醉强度以吸入麻醉药的浓度控制麻醉的深浅。

常用的吸入麻醉药物有安氟醚、异氟醚、氧化亚氮（也称笑气）、氟烷和乙醚。

（一）乙醚吸入麻醉

乙醚（diethyl ether）是有强烈刺激气味的无色液体，易挥发，遇光、热、空气分解，宜用棕色瓶或铜罐贮藏。乙醚蒸气比空气重 2.6 倍，常沉积于地面、水沟内，在室内应注意防火、防爆炸。

1. 乙醚吸入麻醉注意事项　①麻醉前 12h 内严格禁饮食。②保持呼吸道通畅，取下义齿及松动牙齿。③了解两侧瞳孔大小，以便麻醉中观察。④麻醉前阿托品用量要足，应达到患者面色潮红、心率快、口唇干燥。⑤滴乙醚速度应由慢至快。⑥手术结束时停止滴入乙醚，需待患者咳嗽反射和吞咽反射恢复后方可送回病房。

2. 乙醚麻醉深度的辨认　临床上依据呼吸、眼部、循环系统变化和肌肉松弛程度等体征，辨认麻醉的深度，通常分为四期。

（1）第 I 期（镇痛期）：麻醉开始至神志消失、痛觉减退，但其他反射仍然存在，为安全起见，一般不于此期施行手术。

（2）第 II 期（兴奋期）：自患者神志消失，经过兴奋过程，直至兴奋现象缓解，此期禁止给予患者任何刺激，应加快滴醚，尽快度过此期，以防发生意外。

（3）第 III 期（手术麻醉期）：此期由浅入深可分为四级：

1）第一级：此级特点是呼吸规则、频率略快，胸式、腹式呼吸均存在，眼睑反射消失，眼球活动减少，肌肉不松弛，但可施行一般手术。

2）第二级：主要特点是眼球固定于中央，瞳孔不大，肌肉松弛，可施行腹部手术。

3）第三级：为深麻醉期，仅在手术需要时短时间内使用。表现为胸式呼吸逐渐减弱，腹式呼吸呈代偿性增强，瞳孔散大，血压下降，肌肉极度松弛。

4）第四级：脊髓、脑桥、延髓均受到抑制。呼吸完全麻痹，必须立即减浅麻醉，施行人工呼吸，否则将发生呼吸停止。一般不要进入此期。

（4）第 IV 期（延髓麻醉期）：临床上禁止进入此期。主要表现为呼吸停止，血压测不到，瞳孔极度散大，甚或心搏停止。

（二）氧化亚氮吸入麻醉

氧化亚氮（nitrous oxide）即笑气（laughing gas）是一种不燃烧、不爆炸的无刺激性气体麻醉剂。麻醉诱导及苏醒迅速，因麻醉作用较弱，与氧混合后常作为安氟醚、氟烷、乙醚、硫喷妥钠或芬太尼 - 氟哌利多等麻醉的辅助麻醉措施。使用方法为：通过半紧闭式麻醉装置与氧混合后吸入体内。手术中注射维生素 B_{12} 以减少副作用。肠梗阻、气胸患者禁用。流量计不准确不能使用。

（三）氟烷吸入麻醉

氟烷（halothane，fluothane）是一种含卤素的碳氢化合物。为无色透明液体，带有苹果香味，无刺激性、不燃烧、不爆炸、麻醉效能强、诱导苏醒迅速。心、肝功能不全、休克、剖宫产禁用。使用方法：①开放点滴法。仅作为乙醚全麻的诱导，用带细针头的 2ml 或 5ml 注射器，装入氟烷数毫升，缓慢滴于开放的口罩上。在患者神志消失后继以乙醚维持。②氟烷挥发器半紧闭麻醉法。用半紧闭式麻醉机，并用高流量氧化亚氮 – 氧麻醉。③低流量紧闭法。用紧闭式循环麻醉机吸入氟烷。首先将氟烷 5 ~ 10ml 置入特制的氟烷挥发器内，然后通过麻醉机吸入。

（四）甲氧氟烷吸入麻醉

甲氧氟烷（methoxyflurane penthrane）是一种含卤素的碳氢化合物，由于它的肾毒性，现使用者日益减少，渐趋废弃。

（五）安氟醚吸入麻醉

安氟醚（enflurane ethrane）为一种新的含卤素的在各种浓度都不燃烧的吸入麻醉药。其化学性质稳定，诱导及苏醒快，恶心呕吐少，不刺激呼吸道，肌肉松弛作用好，使用者日益增多，将取代氟烷。

（六）异氟醚吸入麻醉

异氟醚（isoflurane forane）是安氟醚的异构体，其理化性质与安氟醚相近。麻醉性能好，是含卤素吸入麻醉剂中诱导时间最短、苏醒最快的麻醉药。无呕吐副作用，无燃烧、爆炸危险，不刺激呼吸道，肌肉松弛良好，心率稳定，对颅压无影响，无禁忌证。但价格昂贵，临床使用时间不长，是否有其他副作用有待进一步观察。麻醉方法同安氟醚。

二、静脉麻醉

将全麻药注入静脉，经血液循环作用于中枢神经系统而产生全身麻醉的方法称为静脉全身麻醉。其特点是对呼吸道无刺激性，诱导迅速、苏醒快，患者舒适、麻醉药不燃烧、不爆炸和操作较简单。缺点是镇痛作用不强、肌肉松弛差、注入后无法人工排除，一旦过量，只能依靠机体缓慢解毒。因此，使用前应详细了解药理性能，尤其是药动学改变，严格掌握用药指征和剂量。

（一）静脉全身麻醉方法及原则

静脉全身麻醉的给药方法，按顺序可分为静脉基础麻醉、静脉诱导麻醉、静脉维持麻醉三个阶段。手术日晨在病房内静脉注射速效巴比妥类药物，待入睡后再护送至手术室进行麻醉，称静脉基础麻醉。静脉注射麻醉药使患者由清醒到神志消失的过程称为静脉诱导麻醉。诱导后继续静脉给药以维持麻醉全过程的方法称为静脉维持麻醉。给药方式有单次注射、分次注射和连续滴入法三种，应根据手术时间长短选择给药方法。

根据用药种类的不同，静脉全身麻醉又有单一药物麻醉与复合麻醉之分。前者系仅用一种静脉全麻药完成麻醉，后者系采用两种以上的静脉全麻药，包括催眠药、镇痛药和肌肉松弛药。复合麻醉效果理想，可用于长时间手术，能充分发挥各种药物的优点，相互弥补不足，每种药物仅用较小剂量，便能达到镇痛、记忆消失和肌肉松弛的目的。这种用药方法又称平衡麻醉。

静脉复合麻醉的技术尚未统一，但在具体施行中应掌握以下基本原则：

1．严格适应证与禁忌证，小儿和静脉穿刺困难的患者不宜采用本法。

2．多种静脉全麻药联合应用时，必须注意药物之间的相互增强作用和酸碱配伍禁忌等，药物的选配应合理，避免应用不必要的药物。

3．恰当掌握药量，选用能在一次臂－脑循环时间内生效、半衰期短、代谢快的药物。

（二）常用的静脉全身麻醉药

1．硫喷妥钠（thiopental sodium）　为巴比妥类静脉全麻药，其化学名称为乙基硫代巴比妥酸钠盐，是微黄带硫臭的粉末，呈碱性，易溶于水，不能与酸性药物混合。水溶液不稳定，一般可保存 24 ~ 48h，混浊不透明者禁用。

（1）麻醉方法

1）单次注入法：每 0.15g 用生理盐水或蒸馏水稀释至 20ml，配成 2.5% 溶液，按 4 ~ 6mg/kg 体重计算用量，以约每秒钟 1ml 的速度注入静脉，成人约 5 ~ 6ml 即可浅睡，再继续注入少许，至呼唤患者不应或睫毛反射消失，然后静脉注射琥珀胆碱后施行快速气管插管。本法常用作麻醉诱导，成人总量以 20ml 为限。注药前需先行密闭面罩吸氧去氮、呼吸抑制时施行控制呼吸保证供氧。

2）分次注入法：用 2.5% 硫喷妥钠溶液静脉注射，首次量为 3 ~ 5ml，稍停后观察患者呼吸、血压和脉搏的变化。睫毛反射迟钝及镊夹皮肤疼痛感觉不明显时，即可施行手术，以后每隔 2 ~ 3 分钟，注射 1 ~ 2ml，成人总量为 0.5g，最大剂量为 0.75 ~ 1.0g。本法适用于浅表而短暂的手术。近年由于氯胺酮的广泛应用，分次注入法已很少应用。

3）连续滴入法：用 0.33% 的硫喷妥钠溶液（0.1% ~ 0.5%）按 20 ~ 100 滴 / 分静滴，根据麻醉深浅或手术需要调节滴速，本法对呼吸循环系统影响较轻，但麻醉效果弱。

（2）注意事项：麻醉前常规禁饮食 6 ~ 8h，用药前给足量阿托品，麻醉中严密观察患者的呼吸及血压，使用控制呼吸以保证供氧。

2．静脉普鲁卡因复合麻醉　早年，在硫喷妥钠静脉全麻诱导的基础上，单纯用 1% 普鲁卡因溶液做静脉滴注维持全身麻醉，这样显然不安全，麻醉效果又差。现与肌松药、镇痛药、神经安定药、非巴比妥类静脉全麻药复合麻醉或吸入低浓度的安氟醚、氟烷或乙醚等，可使其效果显著提高，毒性相对减弱，安全性增加，已成为临床广泛采用的全麻方法之一。

（1）麻醉方法：术前应用抗胆碱能药和镇痛药。用硫喷妥钠或其他非巴比妥类静脉麻醉药诱导麻醉，再辅以琥珀酰胆碱，施行气管内插管，以后开始静脉滴注 1% 普鲁卡因复合麻醉液。复合麻醉液必须配制成等渗液，常用 5% 葡萄糖液，每 500ml 内含普鲁卡因 5g、哌替啶 100mg。需肌肉松弛或控制呼吸的手术可再加琥珀胆碱 200mg。亦可单次静脉注射筒箭毒碱或其他非去极化肌松药。成人第一小时平均需普鲁卡因 2 ~ 3g，第二小时 1 ~ 2g，第三小时 1g，开始滴速为 60 ~ 100 滴 /min，不能超过 120 滴 /min。进入外科手术期，及时减速至 20 ~ 40 滴 /min。为了增强麻醉效果，可采用下列不同的复合麻醉药配方：①强化普鲁卡因复合麻醉，在上述麻醉基础上加用冬眠 Ⅰ 号（氯丙嗪 50mg+ 异丙嗪 50mg+ 哌替啶 100mg）或冬眠Ⅳ号（乙酰丙嗪 20mg+ 异丙嗪 50mg+ 哌替啶 100mg）1 ~ 2ml，分次静脉注射。② γ- 羟基丁酸钠（或安定）、普鲁卡因、哌替啶静脉复合麻醉液。③普鲁卡因、氯胺酮、琥珀胆碱静脉复合麻醉，复合麻醉液中含 0.1% 氯胺酮。④普鲁卡因、哌替啶与吸入麻醉药复合麻醉。⑤普鲁卡因、芬太尼复合麻醉，每次含芬太尼 0.1 ~ 0.2mg。⑥普鲁卡因、氟芬合剂复合麻醉，此法对循环系统影响轻，苏醒快。

（2）注意事项：普鲁卡因过敏者禁用。麻醉中用肌松药者必须施行控制呼吸，普鲁卡因及肌松药用量要准确计量。

三、肌肉松弛药在全身麻醉中的应用

肌肉松弛药又称神经肌肉阻滞药，是松弛机体骨骼肌肌肉的药，简称肌松药。这类药能暂时干扰正常的神经肌肉兴奋传导，从而使骨骼肌松弛。在临床应用剂量范围内一般对全身生理干扰轻微。自从肌松药应用于全麻之后，使全麻发生了重大变革。在此之前外科手术需要肌肉松弛是靠加深全麻解决的，而现在是用肌松药保持全麻手术时的肌肉松弛，这样就避免了加深全麻对机体的不良影响，同时又便利手术操作，提高了麻醉的安全性。

（一）肌松药的分类

肌松药根据其阻滞神经肌肉兴奋传导作用的机理不同，大致分为三种：

1. 非去极化类肌松药　此类药以右旋氯化筒箭毒碱（d-tubocurarine chloride，dTC）为代表。这类肌松药能与终板的乙酰胆碱受体相结合，从而使乙酰胆碱无法再与乙酰胆碱受体再结合，以致肌纤维不能去极化，不能产生肌肉收缩。

2. 去极化类肌松药　以氯化琥珀酰胆碱（succinyl choline chloride）为代表。这类肌松药的作用与过量的乙酰胆碱作用相似。能使接头后膜持续性去极化且无法复极，从而没有动作电位向终板两端扩散，肌肉即处于静止（松弛）状态。

3. 双相类肌松药　以氨酰胆碱（hexacarba choline bromide）为代表。既有阻滞去极化的作用，又有阻滞非去极化的作用。

（二）应用肌松药的注意事项

1. 肌松药是复合全麻中重要的辅助药。用于全麻诱导时气管插管或维持全麻时的肌肉松弛，可以避免深度全麻带来的危害。有些全麻药如氧化亚氮，其肌肉松弛作用极弱，对一些要求肌肉松弛作用高的手术，其应用受到限制，如果与肌松药复合应用，则其使用范围就可扩大。但是肌松药没有麻醉和镇痛作用，更不能用其代替麻醉药和镇痛药。如果手术时麻醉过浅，甚至患者神志清醒，则患者能清楚地记忆或感受到手术时的情景和痛苦，但又不能自主活动，其内心势必十分恐惧，因此，不能使患者长时间处于意识存在或麻醉过浅而肌松药又发挥作用的状态。

2．应用肌松药必须管理好呼吸，保证良好的供氧和人工通气。估计气管插管困难的患者，不能轻率地使用肌松药，尤其不能使用长效肌松药。全麻诱导气管插管，多选用琥珀胆碱。

3．两类肌松药的合并使用，一般只宜用于诱导麻醉时，常先使用去极化肌松药，然后继以非去极化肌松药。除此之外，避免将两类肌松药交替或混杂使用，否则可能产生严重后果。

四、气管内插管术和麻醉装置

（一）气管、支气管内插管术

气管、支气管内插管术是临床麻醉中不可缺少的一项重要组成部分，是麻醉医师必须掌握的最基本的操作技能。目前不仅广泛应用于麻醉的实施，而且在危重患者抢救、复苏和治疗中也发挥着重要作用。如使任何手术体位都能保持呼吸道通畅，可以防止异物进入呼吸道，能及时清除气管和支气管内的分泌物，便于施行人工呼吸等。

1．插管前准备及其用具　插管前严格检查插管用具是否完好，并做好充分准备，如气管导管、喉镜、防漏装置、衔接管、导管芯、牙垫、滑润剂、插管钳、枪式喷雾器、呼吸机、氧气管（图 7-1）。

2．气管插管方法分类　根据插管途径分为经口腔插管（图 7-2）、经鼻腔插管（图 7-3）和经气管造口插管。根据插管前的麻醉方法分为诱导插管和清醒插管。根据插管前是否显露声门分为明视插管和盲探插管等。插管后应迅即检查气管导管是否在气管内。

3．气管插管注意事项　气管插管时忌用暴力操作，以免造成组织损伤，选择导管不可过细、过软或过硬，插管不可过深，导管应严格消毒。

（二）麻醉装置

包括麻醉机及配件，是施行全身性麻醉不能缺少的设备，它能释出准确量和浓度的麻醉气体，并能进行人工呼吸。麻醉机的基本结构分基础部分和安全装置两部分。基础部分包括压缩气筒、压力表、压力调节器、流量计、蒸发器、二氧化碳吸入器、导向活瓣、逸气活瓣及贮气囊、呼吸管和面罩等部件。安全装置包括轴针指数安全系统、阻拦活

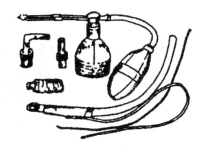

图 7-1　常用插管用具

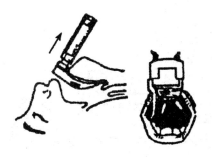

图 7-2　经口腔插管

瓣、低氧压自动切断装置、废气清除阀、监测和报警系统以及压缩气体筒的颜色标记等。

将以上麻醉机部件进行组装，便构成完整的吸入麻醉装置。目前常用的有四类：

1．开放法　其方法是将纱布覆盖在面罩上，麻醉药液滴在纱布片上蒸发后，随空气被患者吸入，呼气时全部经纱布片排入大气。如乙醚开放滴醚法（图7-4）。

2．半紧闭法（半开放法、Magll系统）　半紧闭装置（图7-5）中不用CO_2吸收器，大部分CO_2依靠高流量气流和逸气活瓣控制而排至大气，有不到1%的CO_2仍被复吸入。

3．T型管法　吸气和呼气均与大气交通，为一种需要高流氧的麻醉系统，T型管的主管内径为1cm，一端与气管内导管连接，另一端与呼气管连接，为排气管，与主管垂直的侧管内径稍细，为供气管，特点是无效腔量小，呼吸阻力极低，但麻醉气体容易被空气稀释，故不易加深麻醉（图7-6）。

4．紧闭法　是一种利用低气流量，使用CO_2吸收器的麻醉通气系统，为较先进的吸入麻醉方法，呼气和吸气完全与空气隔绝，吸进的气体由人工提供和控制，呼气由钠石灰把其中的CO_2吸收（图7-7）。

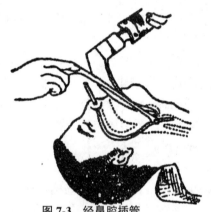

图7-3　经鼻腔插管

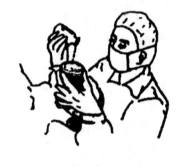

图7-4　乙醚开放滴醚法

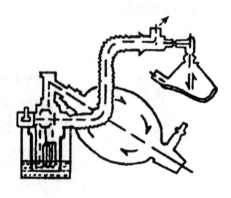

图7-5　半紧闭法

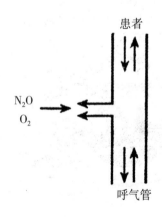

图7-6　T型管法

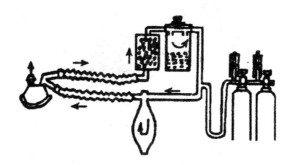

图 7-7　紧闭法

五、麻醉期的管理

麻醉药、麻醉术和手术创伤都可给患者的呼吸、循环、神经系统和全身一系列生理状况造成影响。因此，麻醉期间应严格管理好呼吸、循环系统功能，以减轻病情变化，避免发生意外，取得预期效果。

（一）呼吸管理

必须维持呼吸道通畅，保证供氧，调节好呼吸频率、幅度、潮气量、气道压力。严密观察通气情况，观察黏膜、皮肤、指甲以及手术野出血的颜色。有条件者可用监测仪进行监测，如血气分析监测呼吸功能等，并及时准确记录。观察导管是否漏气、扭曲等。呼吸紊乱的原因有：舌下坠、分泌物潴留、误吸、喉痉挛、支气管痉挛等所致的呼吸道梗阻，心肺功能障碍，神经系统疾病所致的通气量不足和换气功能障碍，麻醉呼吸机和导管故障，以及供氧异常等。

（二）循环管理

重点观察脉搏、血压及尿量的变化，每 5 ～ 10min 监测一次，并及时记录在麻醉单上。病情较重者可监测中心静脉压、心电图和血流动力学（图 7-8）。常发生的变化有血压下降或升高、心律（率）异常、尿量减少等。对任何一项变化，都应认真观察，正确地分析原因并给予相应的处理。

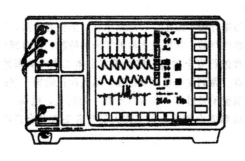

图 7-8　多功能监护仪

六、全身麻醉的并发症和意外

麻醉的目的是为施行手术提供安全保障，但麻醉期间可能有意外和并发症发生，如处理不当或不及时，将产生严重后果。如何积极防治麻醉期间意外和并发症的发生，是至关重要的任务。

（一）呼吸系统并发症

1. 呕吐、反流和误吸　任何原因导致的呕吐、胃内容物反流对患者生命安全将构成极大威胁，尤其发生胃内容物反流误吸入肺内时。一旦发现有呕吐先兆症状，应立即将上身体位放低，头偏向一侧，准备好吸引器。预防措施是严格术前准备及用药，若饱食患者又必须立即进行手术者，应先将粗大胃管插入胃内吸出胃内容物，并尽可能选择能保持患者神志清醒的麻醉方法，而不选用全身麻醉。

2. 呼吸道梗阻　全身麻醉期间舌后坠，呼吸道分泌物增多及喉、支气管痉挛均可导致呼吸道梗阻，可表现为呼吸困难、呼吸阻力增大、缺氧，一旦发现应及时清除呼吸道分泌物、静脉注射氨茶碱，以免导致全身缺氧。

（二）循环系统并发症

1. 低血压　麻醉过深、大出血、患者机体条件差、手术操作刺激等均可导致血压下降，应针对不同原因进行处理。

2. 心搏骤停　是麻醉和手术中最严重的意外事件，其原因错综复杂。如血压低、缺氧、麻醉深浅不当、电解质紊乱、酸碱平衡失调、血容量不足、某些药物的影响、手术操作刺激等，一旦发现应立即实施复苏术抢救，并针对病因进行处理。

3. 高热　麻醉中高热在我国少见，常发生于小儿，可能与体温调节中枢功能不健全有关。也可能与某些药物有关。如不及时处理，可引起抽搐甚至惊厥。应立即终止手术、保持呼吸道通畅、吸氧、积极物理降温，加强对体温、呼吸、心律（率）的监测。

（三）其他并发症

苏醒延迟：手术结束时，患者苏醒，对刺激可用语言或行为做出逻辑性（有思维的）应答，是患者脱离麻醉状态、安全恢复的指征。苏醒时间的早晚与麻醉深浅及患者的循环和呼吸功能有关，如全麻后超过2小时意识仍不恢复，即可认为麻醉苏醒延迟。原因有术中缺氧、麻醉药过量、糖代谢紊乱、酸碱平衡及电解质紊乱、术中发生脑血管意外等。首先，应分析意识不恢复的原因，有针对性地进行抢救，如系麻醉药物引起的，一般预后较好。

（四）手术室内安全

麻醉药及氧气燃烧与爆炸极少发生。一旦发生其后果极为严重，不可忽视。手术室内安全重在预防。严格对可燃性气体、物质及火源的管理和控制，即可减少这一事件的发生。①加强技术理论学习，经常进行安全教育，使手术室全体工作人员都熟知燃爆因素和爆触因素，提高警惕，定期检查。做到安全使用及存放，品名标记明确，字迹清楚。②手术室要有防爆装置、良好通风、温度不可过高。③室内严禁一切明火，电器与动力必须有接地导线。④定期检查室内电源及线路安全情况。⑤工作人员勿着毛衣及合成纤维的衣裤，以防静电蓄积。

第三节　局部麻醉

局部麻醉是指机体某一部位的感觉神经传导功能暂时被阻滞，运动神经保持完好或同时被阻滞的状态。使受这些神经支配的相应区域产生麻醉作用，称局部麻醉。特点是这种阻滞完全可逆，不产生组织损害，简便易行、费用低廉，重要器官受干扰轻微，并发症较少，患者神志清醒。但只适用于机体浅表的局限性中、小手术。广义的局部麻醉包括椎管内麻醉，但因其具有特殊性，故不在本节中讨论。

一、表面麻醉

将穿透力强的局麻药通过滴入、灌入、喷雾或用浸湿药液的棉花塞入或覆盖，以及用含局部麻醉药的油膏涂敷于黏膜，作用于神经末梢产生局部麻醉效果，简称表面麻醉或黏膜表面麻醉。适用于眼、鼻、咽喉、气管、食管及尿道、膀胱等表面麻醉和黏膜表面麻醉。常用药物为 0.5% ~ 2% 丁卡因溶液或 2% ~ 4% 利多卡因溶液。滴眼用为 0.5% ~ 1% 丁卡因溶液，用作气管、尿道、膀胱黏膜麻醉需减少剂量。如局部黏膜有破损、炎症或溃疡者，易发生局麻药吸收过快而引起中毒，宜列为相对禁忌。

二、局部浸润麻醉

将局麻药注射于手术区域的组织内，作用于神经末梢而达到麻醉作用，称局部浸润麻醉。常用 0.5% 普鲁卡因溶液或 0.25% 利多卡因溶液，前者成人一次总量不超过 1g，后者成人一次总量不超过 0.5g。操作方法：皮肤常规消毒、铺无菌巾。先在手术切口一端进针，刺入皮内注射局麻药，形成小皮丘（图 7-9，图 7-10）；将针拔出，在第一个皮丘的边缘再进针；如上操作，依次连续下去，在切口线上形成皮丘带。然后依次浸润皮下组织及深层浸润。也可浸润一层组织切开一层。行深层组织浸润时，每次注药前都要回抽，以免刺入血管内。注入组织内的药液要有一定的容积，使其在组织内形成一定张力，借此产生水压作用，而提高麻醉效果。

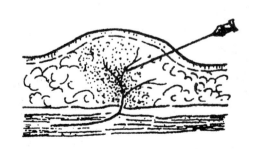

图 7-9　局部浸润麻醉皮丘

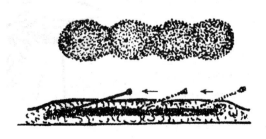

图 7-10　局部浸润麻醉顺序

三、区域阻滞麻醉

围绕手术区，在其四周和底部注射局麻药（图7-11）使通入手术区的神经纤维被阻滞，称区域阻滞麻醉。优点是可避免穿刺病变组织，不致因局部浸润后使病变难以扪及或难以辨认局部解剖关系。操作方法同局部浸润麻醉。

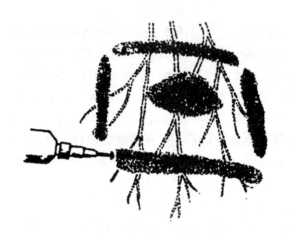

图 7-11　区域阻滞麻醉

四、神经阻滞麻醉

神经阻滞麻醉也称传导麻醉。是将局麻药注射于神经干、丛、节的周围，暂时阻断其传导功能，使受它支配的区域产生麻醉作用。由于神经是混合性的。所以感觉神经、运动神经、交感和副交感神经纤维都受阻滞，麻醉效果优于局部浸润麻醉。常用1%～2%利多卡因。

神经阻滞是一种盲探式操作方法，要求患者清醒合作，能及时诉说穿刺针触及神经时的异感，如触电感、麻木感、沉重感于肢端等。神经阻滞的成功有赖于穿刺入路的正确定位，准确利用身体的标志，否则达不到预期麻醉效果。常用神经阻滞有肋间、眶下、坐骨、指（趾）神经干阻滞，颈丛、臂丛神经阻滞，以及诊疗用的星状神经节阻滞等。

臂丛神经阻滞　适用于肩部及上肢手术。常见的入路途径有下列三种（图7-12）：

（1）经肌间沟路臂丛神经阻滞：方法为，①患者仰卧位，头转向对侧，肩下垂，患肢紧贴躯体。术者面向患者，嘱患者出现上肢放射性异感时，立即告诉术者，但不能任意转动头位。②令患者略抬头显露胸锁乳突肌的锁骨头，在环状软骨水平，自锁骨头向后触摸，摸到前斜角肌与中斜角肌间沟，经此肌间沟垂直进针，向对侧腋窝顶的方向进针，横过胸锁乳突肌，患者有异感时停止进针，抽无回血或脑脊液，即可注射麻药。

（2）经锁骨上路臂丛神经阻滞：方法为，①患者体位同肌间沟路，患侧肩下垫高，麻醉师站在患者头端。②在锁骨上缘中点，锁骨下动脉外侧0.5～1cm处进针，刺入皮肤后向后、内、下方向缓缓刺入，有异感停止进针，抽无回血或气体后注入麻醉药，如

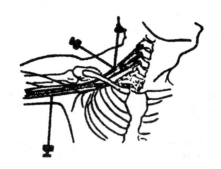

图 7-12　臂丛神经阻滞入路示意图

果在刺入过程中遇到骨质，即为第一肋骨，也可将麻药注在第一肋骨面上。

（3）经腋径路臂丛神经阻滞：方法为，①患者仰卧。剃去腋毛。患侧肩下垫高。患肢外展并外旋 90°、前臂 90° 屈曲。术者站在患侧。②在胸大肌下缘与臂内侧缘相接处摸到腋动脉搏动并向腋窝顶部方向追踪到搏动接近消失处，即为进针点。③左手示指固定腋动脉，右手指持 6 号针头与皮肤呈垂直方向刺入，有突破感即停止进针，松开手指，针随动脉搏动，表示位置正确，抽无回血，注入 2% 利多卡因溶液 30ml 或 1% 利多卡因 40ml（图 7-12）。

第四节　椎管内麻醉

椎管内麻醉，包括蛛网膜下腔阻滞和硬脊膜外阻滞麻醉两种方法，后者还包括骶管麻醉。将局麻药注入蛛网膜下腔，主要作用于脊神经根所引起的神经阻滞称为蛛网膜下腔阻滞，又称腰麻或脊椎麻醉。局麻药在硬脊膜外间隙作用于脊神经，使感觉和交感神经完全被阻滞，运动神经纤维部分被阻滞的麻醉方法称为硬脊膜外麻醉。

一、蛛网膜下腔麻醉

目前临床多采用高比重麻醉药液、低麻醉平面、单次给药方式。

1．适应证　下腹部、下肢及肛门会阴部等手术。

2．禁忌证　心脏代偿功能不全、血压、脊椎畸形或并发严重腰背疼、穿刺部位感染、休克、重度贫血以及体质较弱者。

3．腰椎穿刺方法（蛛网膜下腔穿刺术）

患者侧卧位，腰背尽量向后弓曲。首先确定穿刺部位（图 7-13），成人一般选用第三、四腰椎间隙（L3、L4）间隙。穿刺时必须严格实施无菌技术。常规消毒皮肤，铺无菌单。用 0.5% ~ 1% 普鲁卡因溶液做皮肤、皮下组织和棘间韧带浸润。继以穿刺针垂直背部进针，当针穿过黄韧带时，常有明显的落空感，再进针刺破硬脊膜和蛛网膜，又有第二个落空感，拔出针芯见有脑脊液自针孔流出，表明穿刺成功。经此穿刺针注入麻

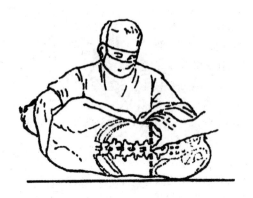

图 7-13　腰椎穿刺体位及确定穿刺部位

醉药液，然后将穿刺针拔出，压迫片刻，无菌纱布覆盖包扎。

4．常用局麻药与麻醉平面的调节

最常用的局麻药是普鲁卡因和丁卡因，一般均配成重比重液。

（1）普鲁卡因：用于腰麻的普鲁卡因是纯度较高的白色结晶，每安瓿内装 150mg，以 5% 葡萄糖溶液或脑脊液溶解至 3ml。显效时间为 1～5min，作用时间为 60min。

（2）丁卡因：每安瓿装 10mg 丁卡因白色结晶，成人每次用量为 10mg。用脑脊液溶解至 1ml，再加 10% 葡萄糖溶液和 3% 麻黄碱溶液各 1ml。

（3）布比卡因：0.75% 布比卡因 2ml 加 10% 葡萄糖 1ml 稀释至 3ml。

局麻药注入蛛网膜下腔后，应设法在极短时间内使麻醉平面控制在手术所需要的范围之内，不能任其自行扩散。平面过低，麻醉失败，过高危及患者生命。麻醉平面的调节主要借助于重比重麻醉药液，及时调整手术台及改变患者体位来完成（图 7-14）。

5．并发症及注意事项

（1）血压下降：注入麻醉药液后及时测量血压和心率，严密观察病情变化。血压下降多发生于麻醉平面过高时，血压一旦下降可先快速静脉输液 200～300ml。如无效再静脉注射麻黄碱 15mg，心率慢者，可静注阿托品 0.3mg。

（2）呼吸抑制：多为麻醉平面过高所致，一旦出现胸闷、气短、说话费力、发绀时，应先吸氧，如无好转，应立即做气管内插管和人工呼吸抢救。

（3）恶心、呕吐：多与麻醉平面过高、迷走神经亢进、牵拉脏器、药物反应引起。处理时，应暂停手术，先提升血压，静注氟哌利多 2mg 镇吐。

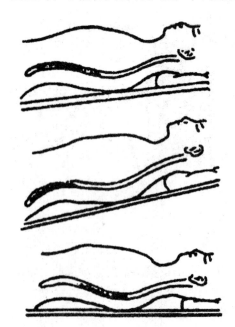

图 7-14　麻醉平面与体位调节的关系

（4）头痛：为麻醉后 1 ～ 3 天内的常见并发症，短者数天消失，个别患者症状可持续半年以上。头痛原因多与脑脊液压力过低有关。因此，预防腰麻后头痛应采用细针穿刺，补足液体。头痛症状明显者宜平卧休息，服用止痛片或安定，亦可配合针灸治疗。

二、硬脊膜外麻醉

为常用的麻醉方法，一般都采用连续法。适应证范围大，常用于横膈以下的各种腰、腹部手术，且不受时间限制，也可用于颈部、上肢和胸壁手术。禁忌证与腰麻相似。

1．硬膜外穿刺方法　和腰椎穿刺术相似，所不同的是穿刺针不穿破硬脊膜，针尖穿过黄韧带后即停止前进。验证穿刺针是否处于硬膜外腔内的方法有：①穿刺针抵达黄韧带时，取下针芯，接上盛有生理盐水留有小气泡的 2ml 或 5ml 注射器。推动注射器芯，有回弹感觉（图 7-15），空气泡被压缩。此后，边进针边推动注射器芯试探阻力，穿过黄韧带时阻力消失，并有落空感，小气泡也不再被压小。回抽注射器如无脑脊液流出，表示针尖已在硬膜外腔。②穿刺针抵达黄韧带后，用上法先试验阻力，然后取下注射器，在针座上连接盛有液体的玻璃毛细接管，继续缓慢进针，穿过黄韧带进入硬膜外腔时除有落空感外，管内液体亦被吸入。

确定针尖已在硬膜外腔后，经穿刺针插入聚乙烯塑料导管，超出针尖约 3 ～ 4cm，退出穿刺针，留置导管，然后将露出体外的导管沿脊柱用胶布固定于皮肤上，以防脱出，导管远端接上装有麻醉药液的注射器，经此管注入麻醉药液。

2．常用局麻药及注药方法

常用药物有利多卡因、丁卡因和布比卡因。利多卡因一般用 1.5% ～ 2% 的浓度，用药后痛觉消失的显效时间需 5 ～ 8min，作用维持时间为 1 ～ 1.5h。丁卡因为 0.25% ～ 0.3% 的浓度，显效时间为 10 ～ 20min，维持时间 1.5 ～ 2h。布比卡因一般用 0.5% 浓度，显效时间为 7 ～ 10min，维持时间 3.5 ～ 5h。与腰麻相比，硬膜外阻滞

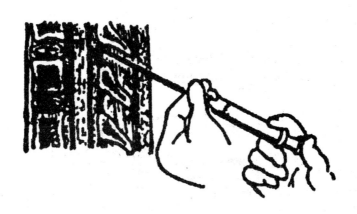

图 7-15　针抵达黄韧带时有弹性感

用麻醉药的容积和剂量都比腰麻的用量大 3～5 倍，严禁将药液注入蛛网膜下腔，否则，将产生全脊髓麻醉的后果。为慎重起见，第一次选用利多卡因，先注入试探剂量 3～4ml，观察 5～10min，如出现腰麻现象，应立即停止给药。无腰麻现象，可根据试探剂量所出现的麻醉平面和血压变化，决定追加剂量。

3．并发症

（1）全脊髓麻醉：于用药后 3～10min 内出现胸闷、紧迫感、说话无力或不能发声、下肢、胸腹肌肉相继麻痹，呼吸困难、微弱，全身发绀，神志消失，血压下降，心搏停止。为硬膜外阻滞所用麻醉药全部或大部注入蛛网膜下腔所致。一旦发现，应立即插管、人工呼吸、维持循环等。

（2）血压下降：麻醉平面较高，患者一般状况较差，用药量过大者易发生，应在试探剂量注入后经常测量血压、脉搏。处理方法同腰麻。

（3）药物毒性反应：为局麻药注入静脉丛内或一次用药超过限量引起。表现为抽搐、虚脱，应及时补液，维持呼吸和循环功能等。

第五节　复苏术

针对各种原因导致的心搏、呼吸停止时所采取的一切治疗措施：如人工呼吸、心脏按压、应用急救药物、除颤、心律转复、输血、输液等均属复苏范畴。复苏的任务就是尽一切努力抢救患者的生命，防止伤残和后遗症，争取完全康复。

一、心肺复苏

呼吸、心搏停止是临床上最为紧急的情况，如没有得到及时正确的抢救，患者将因全身缺氧而死亡。心搏停止后，全身循环也随之中断，呼吸中枢因没有血液供应而丧失功能，呼吸亦很快在几分钟内停止。反之，如呼吸先停止，由于呼吸功能的丧失，全身各器官包括心脏都严重缺氧，心脏在短时期内也将停止搏动，因此，临床上往往发现呼吸和心搏都停止。麻醉及手术意外、心脏疾病、药物中毒或过敏、电解质紊乱、突发意外事件（如电击伤、溺水、自缢、严重创伤、自然灾害、车祸等）都可导致呼吸、心搏停止。任何场合都可遇到。呼吸心搏停止的原因虽然很多，但临床表现基本是一致的，处理原则相同。抢救工作获得成功的关键是早期诊断和正确及时处理，因此，现场抢救是整个抢救过程中最重要的一环，直接关系到患者的预后，任何时间上的延误或诊断上的犹豫不决，都会给抢救工作带来很大的不利。只要患者突然呼吸、脉搏（颈动脉、桡动脉或股动脉）、神志都消失，即可判定心搏、呼吸停止。瞳孔散大，心前区听不到心音及面色如死灰色是更典型征象。一旦诊断成立，必须立即施行口对口人工呼吸和胸外心脏按压，两者同步进行。根据心电图表现，目前多将心搏停止分为五个类型：①心脏或心室停顿；②心室颤动；③心电-机械分离；④缓慢无效的心室自身节律；⑤心室扑动与心脏停顿交替心律。以上五种心搏停止的共同临床结果都是心脏丧失有效的收缩和排血功能，血液循环停止。

（一）单人徒手心肺复苏术流程

第一步：环境判断、做环境评估。

第二步：首先判断昏倒的人有无意识（无反应、无呼吸或呼吸不正常）。

1. 判断意识：拍打双侧肩膀，大声呼叫："你还好吗？""能听我讲话吗？"

2. 判断脉搏和呼吸方法：触摸颈动脉有无搏动（成人），颈动脉在喉管旁开2～3cm处，中、示指横放颈部中央（喉结处）向一侧水平滑动2～3cm。同时观察有无正常呼吸。

第三步：如无反应，启动 EMSS（呼救）。

根据不同场景确定呼叫内容：

病房——"请您快叫护士，推抢救车和除颤仪!"

院内非病房区域——"请您赶快通知急诊科医护人员。紧急医疗团队；院内快速反应小组。过来抢救患者，拿除颤仪!"

院外——"请您帮打 120，拿 AED，尽快来帮忙！"

第四步：尽早胸外按压（C）。

1. 按压体位　呼救同时，迅速将被抢救者摆成水平仰卧位，头部偏向一侧，头不可高于胸部。摆放地点必须是坚实的平面上。翻身时整体转动，注意保护颈部。保持身体平直，无扭曲。

2. 按压部位

（1）双侧乳头连线中点（儿童及男性）。

（2）用靠近患者足侧一手的示指和中指，确定近侧肋骨下缘，然后沿肋弓下缘上移至胸骨下切迹，将中指紧靠胸骨切迹（不包括剑突）处，示指紧靠中指。

3. 按压手法

双臂伸直，双手掌根重叠，十指紧扣并上翘，仅以掌根部接触胸壁，掌根长轴与胸骨长轴平行，掌根部始终紧贴胸壁，下压和放松时间比为1:1，放松时胸廓完全回弹，掌根不离位（图7-16）。

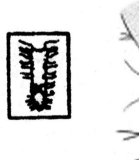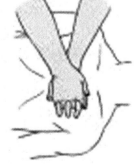

图 7-16　胸外心脏按压

4．按压姿势

（1）地上：用跪姿。

（2）床上：垫板，用站姿，身体微前倾，双臂伸直，腕、肘、肩关节呈一直线，与被抢救者胸部垂直，以髋关节为支点，利用身体重力垂直向下有规律地按压。

5．按压深度为 5～6cm，按压频率为 100～120 次 / 分。

第五步：开放气道和人工通气（A、B）。

1．清理口腔异物，开放气道前，首先清理口腔，将其头偏向一侧，用手指探入口腔，清除分泌物及异物、义齿。

2．开放气道（A）　无颈椎外伤者　——压额抬颏法；疑有脊柱损伤者——托颌法。

3．人工呼吸（B）　立即口对口人工呼吸 2 次：口对口、口对面罩或利用球囊面罩（图 7-17，图 7-18）。

按压与吹气次数比为 30∶2，如此反复进行（直到救援到达或复苏成功为止），每 5 个按压 / 通气周期（约 2min）后，再次检查和评价，如仍无循环体征，立即重新进行心肺复苏术（CPR）。

第六步：早期除颤（AED）。

（二）复苏有效的指标

1．面色由发绀或苍白转为红润。

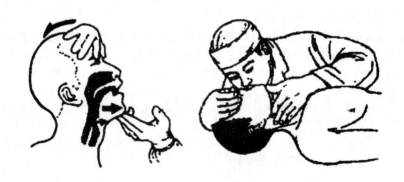

图 7-17　口对口人工呼吸

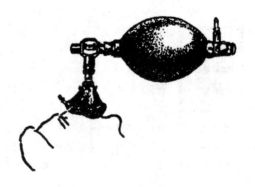

图 7-18　简易呼吸器法

2．瞳孔由散大变小。

3．恢复自主呼吸。

4．触及颈动脉搏动。

二、复苏后处理

1．加强呼吸道管理 必须保持呼吸道通畅，及时清除呼吸道分泌物，选择理想的呼吸机，并正确地调节使用，以保证氧的供给。对于脑损害严重者，于48～72h大脑皮质功能尚未恢复，或已做气管插管2～3天仍不能拔除，且呼吸道分泌物较多者行气管切开。

2．生命体征的监测 在复苏过程中要根据病情及时监测动脉血压，呼吸功能、动脉血气、心律（率）、尿量、神志等，以指导复苏用药。

3．药物治疗 在复苏过程中要根据病情经常选用一些复苏药品，以便帮助心肺复苏，保护心、脑、肾等脏器功能，常用药物有肾上腺素、去甲肾上腺素、利多卡因、碳酸氢钠、多巴胺、脱水药、利尿药、激素等。在复苏的同时将冰屑装入"冰帽"或冰袋内予以降温（置于患者头部及大血管通过的部位），维持体温在32～33℃，脑组织耗氧量和血流量可降低35%左右。

（王 栋 杜文波 钟国栋）

第二部分　动物手术

第八章　实习动物及动物手术前后的处理

　　医药院校的学生在进入临床实习之前都要经历一个动物手术学训练的教学课程。主要目的是使学生通过动物手术模拟人体手术的实习，树立无菌观念，掌握正确的手术基本操作方法，为日后从事临床工作或医学实验研究打下基础。因此，体形适中、结构合理、价格便宜、易于驯服的动物，就成为学生实习的主要对象。了解实习常用动物的生理解剖和术前的麻醉及动物手术前后的处理对于学生们顺利完成实习内容将有很大的帮助。目前最常使用的实习动物有犬、家兔和猪，本章将分别予以简要介绍。

第一节　常用实习动物的应用解剖

一、犬

　　犬的腹壁结构与人体的基本相似，尤其适合于练习剖腹术。腹壁剃毛后可显示皮肤及脐部，切开表层为皮下组织。深层为腹膜。表层和深层之间为腹部肌肉，由腹外斜肌、腹内斜肌、腹横肌和腹直肌组成（图 8-1）。前三种肌肉形成腹腔的外侧壁，其腱膜分别会合于腹部正中的腹白线并形成腹直肌鞘的内鞘和外鞘，将腹直肌包被起来。腹外斜肌起自最后 8 或 9 根肋骨的外面和腰背筋膜，止于腹白线，其纤维向下后斜行。腹内斜肌起自髂结节和腰背筋膜，向前下呈扇形分布止于后部的肋骨上。腹横肌的肌纤维呈横行分布，也止于腹白线。腹直肌位于腹壁的腹侧，胸骨和耻骨之间，沿腹白线两侧呈纵行排列，其肌束上有 5 条横腱划。犬胃与人胃的解剖相似，由贲门、胃底、胃体、胃窦和幽门组成。犬胃的容积较大，中等体型的犬胃容积可达 2.5L。左侧的贲门、胃底和胃体占去胃的大部分体积，呈圆形，右侧的幽门及胃窦较小，呈圆筒状。胃空虚时胃窦可收缩变细。胃大弯的长度约为胃小弯的 4 倍。因此，进行胃穿孔修补或胃肠吻合时宜在胃大弯侧操作。犬的肠管比其他动物的肠管短，约为体长的 3～4 倍。小肠分为十二指肠、空肠和回肠，呈袢状盘曲，位于肝和胃的后方，肠壁厚度与人体肠管相似，适合于模拟人体肠道切开或吻合手术（图 8-2）。大肠管径与小肠相似，但肠壁上缺乏纵带或结肠带。盲肠是回肠与升结肠交接部的标志，长约 6～8cm，其尖端一般指向回肠末端的右后方，内径较粗，黏膜内含有许多孤立淋巴结。模拟人体阑尾切除术就是切除此段盲肠。结肠分为升结肠、横结肠和降结肠（图 8-3）。

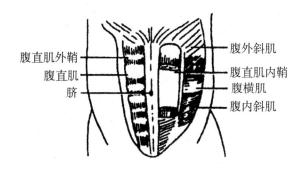

图 8-1　犬的腹壁肌肉

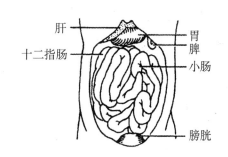

图 8-2　犬的小肠

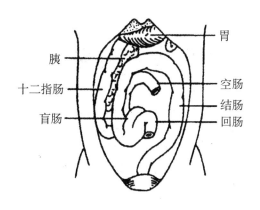

图 8-3　犬的大肠

二、家兔

　　家兔体形较小，腹壁较薄，剖腹术时不宜用力过猛，以免切伤内脏。兔的腹壁肌肉主要由三层腹肌构成，在腹壁正中线有来自两侧腹肌的腱膜彼此融合形成的腹白线。腹外斜肌位于腹壁的最外层，腹横肌位于腹壁的最深层，腹直肌是一对带状沿腹白线两侧纵行排列的肌肉，在其肌束上有 6 ～ 8 个横腱划，起自胸骨外侧，止于耻骨的前缘。家兔的胃为单室胃，胃底较大，形状犹如一个大的马蹄形囊袋，横卧于腹腔的前部。胃的入口处向左方扩大并向前方稍稍突起，形成一个大的圆顶即胃穹，而胃的出口处较狭长。胃的贲门入口处和幽门出口处彼此靠近，使胃小弯弧径短而胃大弯的弧径长。在胃小弯处的贲门与幽门之间有一垂向胃腔的镰刀状皱褶，由粗大的肌层组成，为胃底部和幽门部分界的标志。兔胃内壁有发达的胃黏膜，而外表附着的大网膜并不发达。胃壁可以练习切开及两层吻合法。

　　家兔的肠管较长，可达体长的 11 倍之多。十二指肠为肠管的起始部，长约 60cm，管腔粗大，呈鲜艳的粉红色。空肠是肠管中最长的一段，可达 2 ～ 3m。回肠较短也没有盘曲。家兔的盲肠较发达，长约 60cm，且粗大呈带状，占整个腹腔的 1/3 以上，管腔内面分布着螺旋状突起的皱襞，将盲肠腔分成许多囊袋，从外表看来，盲肠被分成了许多节段。在盲肠末端移行有长约 10cm、管径变细而无分节的弯曲蚓突即类似人体的阑尾，管壁较厚，部分切除时可以做荷包缝合。回肠与盲肠相连处膨大形成一厚壁的圆囊为家兔所独有。家兔的结肠形态特殊，管径逐渐缩小，在结肠起始部的管壁上还可见到三条肌索带，沿结肠纵向移行，到了远端结肠仅可见一条肌索带（图 8-4）。

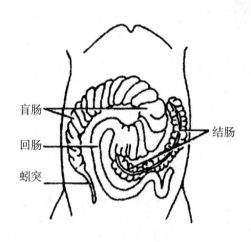

图 8-4　兔的肠管

三、猪

由于猪为杂食性动物，其消化系统与人类极为相似，所以常选用适龄（6 个月龄左右）小型猪做动物实验研究。一般来说，家养猪比较肥胖，皮下脂肪多，真皮层较厚，不宜用于实习时练习剖腹术，但是猪的某些离体器官可用于练习手术基本操作，如猪肠管适合于练习切开、缝合、吻合等操作。

第二节　动物的捕捉和固定

一、犬的捕捉和固定

外科实习使用的犬一般都是使用本地杂种犬，使用前很难将其驯服，常需要借助一些工具将犬捕捉固定，以免工作人员被犬咬伤。常用的捕捉工具为犬钳、犬嘴网套、犬颈套杆（图 8-5）等。犬钳和犬颈套杆只能套住犬的颈部，可造成窒息，故此，应根据实验所用犬的大小，选用不同型号的捕捉工具。犬颈被套住后还应给犬戴上网套或用布带捆扎犬嘴（图 8-6）和固定犬的四肢。犬嘴网套套上后还要借助吊带绕至耳后打结固定。犬嘴的捆扎方法是先扎紧犬嘴，在其颌下打结，再将布带绕耳后打结固定。

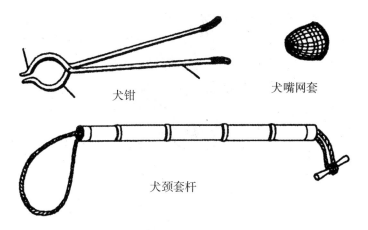

犬钳　　　　　　　　　　　　　犬嘴网套

犬颈套杆

图 8-5　犬的捕捉与固定工具

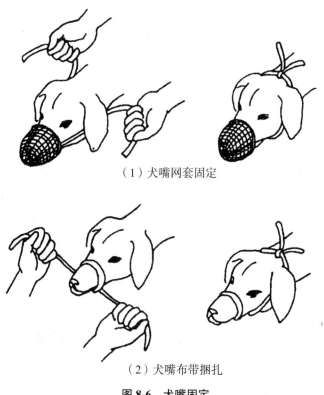

（1）犬嘴网套固定

（2）犬嘴布带捆扎

图 8-6　犬嘴固定

二、家兔的捕捉和固定

家兔性情温驯，容易捕捉，用手制动即可进行麻醉操作，但捕捉时亦应小心，以免造成兔的损伤或工作人员被其抓伤。捕捉时可在靠近家兔后，左手迅速抓住其颈项或背部皮肤向上提起前肢，右手托起其臀部及后肢，双手轻轻用力即可将兔托起（图 8-7）。

117

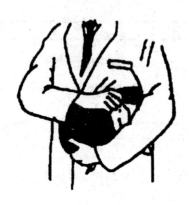

图 8-7　捕捉携带兔的方法

忌抓兔耳或使用暴力。

　　将兔放在手术台上，四肢套上布带，然后，同时提取四条布带，让其仰卧在手术台上，布带分别固定于手术台的四个角上，即可进行麻醉诱导和手术。

第三节　动物的麻醉

　　一般来说，在实习动物手术时每张手术台都应有一名同学在老师的指导下承担动物的麻醉工作。其工作的主要任务是了解实验要求、选择适当的麻醉方法、实施麻醉以及术中动物的管理等，使动物手术得以顺利完成。

一、动物麻醉方法的选择

　　进行动物手术时必须选择适当的麻醉方法。在选择麻醉方法时应根据实验要求、动物的种属特性及客观条件选择安全、有效、简便、经济又便于管理的方法。由于动物不易配合手术，所以实际操作中常选择动物全身麻醉，包括吸入麻醉、静脉麻醉、腹腔或肌内注射麻醉等。偶有手术选择局部麻醉、复合麻醉或气管插管全身麻醉。

二、几种注射用动物全麻药物

　　1. 注射用麻醉药　动物全麻药物经静脉、腹腔或肌内注射而产生全身麻醉的药物，这类药品种类繁多、使用方便、经济安全，应用最为广泛。

　　(1) 巴比妥类：包括戊巴比妥钠、硫喷妥钠、苯巴比妥钠等。这类药物既可以单独静脉或腹腔注射，也可以与其他麻醉药物复合使用，以减轻各种药物在单独使用时的副作用。

　　(2) 水合氯醛：属镇静催眠药，可用于静脉注射麻醉，但应注意其抑制呼吸和心肌收缩等副作用。与硫酸镁、戊巴比妥钠和乙醇溶液复合使用则可以明显减少其副作用，提高安全性。

（3）化学纯乙醇：静脉注射可以产生全身麻醉作用，但麻醉的效果较弱，达到使动物昏睡所需剂量大、时间长，而且从昏睡期进入全身麻痹期所需时问短，且不易控制，所以单独使用不甚安全，一般与其他麻醉药物合用。

2．吸入麻醉药　经气道吸入而产生全身麻醉作用的药物，包括乙醚、氟烷、安氟醚、异氟醚、氧化亚氮等。以乙醚最为常用，这是由于乙醚具有麻醉性能强、安全范围广、肌肉松弛效果好、使用方便和价格便宜等优点。所要注意的是乙醚对动物呼吸和循环的抑制与麻醉深度有关，因此，在使用过程中一定要严密观察动物的呼吸和脉率。

三、麻醉实施的具体操作

麻醉实施的具体操作包括准备、用药和观察处理三个部分。

1．麻醉前的准备　包括实验前动物禁食 12 ~ 24h，禁水 4 ~ 6h，以免手术时动物呕吐和误吸。如果用犬作为手术对象，那么在手术前还要将犬嘴捆绑。同时还要根据手术要求选择麻醉方法和准备手术器械、药品等。

2．麻醉用药　包括麻醉前用药和麻醉实施用药。麻醉前用药是指在手术前 30min 以内适当使用抗胆碱类药物（如阿托品）及镇静镇痛药物（如安定、苯巴比妥、哌替啶等），可以减少呼吸道的分泌物和防止呕吐，使动物安静以保证麻醉诱导的平稳和减少麻醉药物的用量。麻醉实施用药应根据具体选择的麻醉方法来决定。

（1）吸入麻醉：指由于麻醉剂经呼吸道进入机体后导致的可逆性全身痛觉和意识消失的状态。一般采用开放式吸入法，系用一端蒙上 4 ~ 6 层医用纱布的圆筒或锥形铁丝网动物口罩作为麻醉面罩，套在动物的口鼻上，将乙醚缓慢地滴在纱布上进行麻醉，待动物不再挣扎，呼吸平稳即可开始手术。手术过程中可以间断滴加乙醚，以维持麻醉深度。但是必须避免麻醉过深而导致呼吸停止。

（2）静脉麻醉：通过犬后肢小隐静脉、前肢头静脉或家兔的耳缘静脉注入单一或复合静脉麻醉药物（图8-8）。具有协同作用的静脉麻醉药物的复合使用可以减少

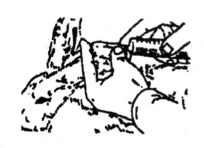
（1）经兔耳静脉

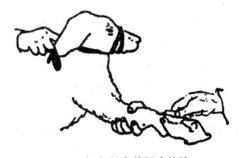
（2）经犬前腿头静脉

图8-8　静脉注射麻醉

各单种麻醉药物的用量，减轻副作用，提高安全性和麻醉效果。可选择以下方案：21.5%～2.5%戊巴比妥钠溶液25～30毫克/千克体重，2%～2.5%硫喷妥钠25毫克/千克体重；75%乙醇和3%戊巴比妥钠按2：1配制的混合液1.4毫升/千克体重；20%水合氯醛30ml、10%硫酸镁30ml、5%戊巴比妥钠30ml、95%乙醇10ml混合为100ml，取1毫升/千克体重静脉注射。

（3）腹腔麻醉：系用非吸入性麻醉药物注入腹腔，经腹膜吸收而产生的全身麻醉。具有使用方便、呼吸抑制较静脉麻醉轻的优点。常用的药物有3%～5%的戊巴比妥钠或硫喷妥钠，用量相当于静脉麻醉剂量。注射药物的部位是在动物的后腹部，腹股沟韧带中点前方两横指处。注射时回抽以避免注入肠腔或膀胱（图8-9）。

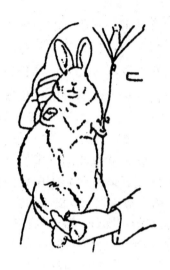

图8-9 兔腹腔注射姿势

（4）肌内注射麻醉：操作更为简便，麻醉诱导时间长，安全性较大，所用药物种类、剂量与静脉麻醉相同，也是实习中常用的麻醉方法。

3．麻醉的观察与管理　是指在动物自麻醉诱导期至动物清醒之前对动物的呼吸、心率和体温的观察，在这些指标发生改变时做出相应的处理，例如，动物出现呼吸抑制时应立即停止使用麻醉药，减浅麻醉并给予呼吸兴奋剂或辅助胸部挤压；术中动物心搏骤停时应立即胸外心脏挤压并给予肾上腺素等。

第四节　动物的皮肤准备

如同临床患者在手术前要进行皮肤准备一样，实验动物在术前也应对手术区的皮肤进行清洗、消毒，以减少术后切口感染的发生，保证伤口的愈合。准备包括皮肤清洗，剃除被毛。通常在手术当天上午麻醉后施行。

一、几种脱毛的方法

动物从饲养室运到实验室后，按上述方法选择适当麻醉后，将动物固定在各种专制的手术台上，然后暴露手术区域，先脱毛、再对皮肤进行清洁洗刷及消毒。脱毛的方法有剃毛、剪毛及脱毛粉退毛几种，介绍如下：

1．剃毛法　先用棉球或小纱布蘸肥皂水或0.1%氯己定液将拟脱毛区打湿，然后用剃刀依次剃除手术区的被毛，此法适合各种尺寸的大小动物脱毛。优点是剃毛区比较干净，被毛消除彻底。缺点是费时较多，技术上要求较高且有造成皮肤损害的可能，因此反而容易继发感染。目前常用理发推子代替剃刀除去被毛。

2．剪毛法　用剪刀将拟手术区的被毛剪去。此法适合于被毛不多，手术区脱毛要求不严格的动物操作时。因剪毛后常造成脱毛程度不均匀，有时也会在剪毛时造成皮肤损伤。

3．脱毛粉法　常用两种配方调制脱毛粉：

（1）硫化钡与滑石粉按重量计以1∶4比例称量后，在使用前用温水调制成糊剂，涂在脱毛区。1～2min后毛色变黄，轻轻擦毛时被毛即脱去，再用湿纱布或棉球反复清洗便可完成。

（2）硫化钠与淀粉按重量计以1∶4比例按上述方法调制，同样可获得脱毛的效果。注意无论使用哪种脱毛剂脱毛，掌握毛色变化及清洗时机是关键步骤。敷药时间过短被毛不易脱去，时间过长会伤害皮肤，出现皮肤发红、水肿及其他皮损。

脱毛是实验动物皮肤准备中的一部分。脱毛的目的在于进一步清洁手术区的皮肤。最大限度地减少隐藏在被毛及皮肤皱折处的污秽与细菌，以减少手术后伤口的感染、有利于伤口的愈合。另一方面，被毛又是动物体表的一道屏障，对于保持体温、避免过多的水分蒸发及预防意外损伤均有一定的生理意义。因此，除为手术所必需外，不宜范围过大。通常认为脱毛区以不超过体表面积的10%～15%为宜。

二、动物切口区皮肤的清洗

脱毛后动物的皮肤应予清水洗净，然后给予化学灭菌剂消毒。但特殊污秽的区域除用清水洗外，还可用肥皂水、0.1%的氯己定液和新洁尔灭液冲洗或刷洗，然后用清水洗净，再用消毒剂。常用的消毒剂有2%的碘酊和75%乙醇、0.1%新洁尔灭、聚维酮碘、灭菌王等。比较各种脱毛及清洗的效果看出：各种脱毛及清洗后的效果无明显差异。但是剃毛后因容易导致皮肤出现伤口，手术的感染率反而较其他组略高。提示以创伤小、清洁彻底的方法比较满意。临床上的研究也有类似的结果，目前认为手术前是否去除被毛，取决于手术的区域。若在腋下或会阴部，应选用产生创伤小的剪毛或推毛以及脱毛法，以避免皮肤损伤，而且应在手术当日术前进行。若在非被毛多的部位手术，则可不除被毛。

第五节 动物的术后喂养与管理

手术后的正确处理与术前准备同样重要。包括术后的喂养、控制感染等并发症的发生及伤口拆线和动物活动范围的管理等。

一、术后喂养

若施行了剖腹探查及胃肠道切除、吻合等手术，术后 2～3 天应继续禁食、输液以维持体液平衡，等待机体消化功能的恢复。此时，由于动物处在清醒状态，难以维持长时间的静脉输液，可选用皮下输液，皮下输液的部位可在颈部背侧（兔、豚鼠、大鼠）或大腿内外侧皮下（犬或猪）。输液量依动物缺水情况、术中丢失的程度而异。一般术后当天和第一天以 24 小时内补充体重 4 倍的量为宜。从术后第二天起可试行饮少量水，同时相应地减少输液量，至第三天便可试行米汤、稀粥等流食至中流食。如能进食，便可停止输液。

二、术后抗生素的应用

参考手术的类别，术后饲养室的条件，可选择相应的抗生素应用以预防或治疗切口继发的感染。通常胃肠道的手术采用庆大霉素及青霉素联合应用较好。给药途径以肌内或皮下注射为宜，不主张伤口局部用药。那样易妨碍药物的吸收并易发生炎性粘连及耐药。若术后发生伤口感染、积脓，则除应用抗生素外，还要积极充分引流，并取脓液送细菌培养及药物敏感检测，按致病菌的药物敏感谱更换有效的抗生素。

三、术后包扎

如手术后曾予以敷料包扎，则应当按期更换，以避免敷料被分泌物浸透后，逆向污染伤口或敷料被动物自己除去。通常，动物有自行除去任何异物的习惯，因此，一般情况下不常规放置敷料。可在结扎手术后用消毒剂外敷手术切口即已足够。

四、伤口拆线

临床实践中，腹部切口多在术后 5～7 天愈合，因此常在此时拆除缝线。动物切口愈合的基本情况也与人相似。不同的是：动物术后不能主动配合医疗、安静卧床休息，而是到处跑动，既不会注意保护伤口，也不能保持敷料的完整与清洁。因此，当切口愈合时，缝线往往已自行脱落，不需要拆线了。有时，可能缝线区有不同程度的炎症反应或局限性缝线感染积脓时，应随时拆除缝线，加强引流。

第六节　实验记录

手术的成功，除了需要有熟练的手术操作技巧外，还需要有充分的术前、术后工作相结合，包括正确的诊断、手术指征的选择及恰当的手术方式。其中术中的情况及动物的反应，对于术后发生的变化及其解释有十分重要的意义。因此，手术者必须认真、详细地加以整理及描述，在完成手术后应即刻完成手术记录。在本阶段，同学们要结合手术记录表的格式，练习实验记录的书写，为今后学习临床外科时书写手术记录打下基础。

一、临床手术记录的格式

临床手术记录的格式见表8-1。

表8-1　手术记录

姓名：	性别：	年龄：	住院号
手术日期：	助手：	护士：	
术前诊断：			
术中诊断：			
手术名称：			
术者：			
麻醉方法：			
麻醉者：			

手术经过（包括体位、麻醉给药、插管、各种导管的安放，消毒、被皮方法、铺单情况，切口选择、长度、进入体腔经过，病变区探查及所见，最后的诊断及手术方式的确定，手术经过，病人反应，有无意外及对应的处理，手术区缝合经过，标本的处理及送检情况，术中出血估计）。附图说明主要的手术操作步骤，术毕对该病人提出应注意的问题

签名：

二、实验记录

实验记录见表 8-2。

表8-2 实验记录

实验动物编号   组号：

性别：   体重：

毛色：   外观：（指该细胞一般健康及反应情况）

实验日期：

手术名称：

手术者：   助手：

麻醉选择：药物、名称、剂量给药途径

麻醉者：

术前准备：禁食时间   术前用药情况

手术区清洁方法，（毛发清除及皮肤清洗方法）

血压呼吸监测方法（气管插管、动脉压描述、静脉输液等）

液体补充方法：（皮下、静脉穿刺或插管输液）

手术经过：（包括：动物体位，切口，部位，长度、进入体腔的经过，止血、切开组织的情况，探查体腔的发现、术中操作时的困难或解剖变异，术中发现、组织切除或吻合的经过、组织缝合的方法，术中出血估计）

主要手术操作附图

术后小结：本次手术或实验中的体会。经验及教训

                                                  签名：

（武庆杰 刘 岳 许大勇）

第九章　动物清创缝合术

一、学习目的和要求

1. 掌握清创的基本准则及手术要点。
2. 掌握清创的基本程序及方法。
3. 练习无菌技术和在活体动物进行组织切开、止血、结扎和缝合。

二、器材

1. 材料　无菌软毛刷、消毒肥皂水、无菌生理盐水、无菌纱布敷料，消毒用的碘酊、酒精、0.1% 新洁尔灭溶液、3% 过氧化氢溶液、0.5% 聚维酮碘溶液。

2. 器械　除基本的外科手术器械如手术刀、手术剪、血管钳、持针器、手术镊、布巾钳、海绵钳、组织钳、缝合针、缝合线、不同类型牵开器（皮肤拉钩、肌肉拉钩、甲状腺拉钩等）及咬骨钳外，合并神经、血管、肌腱损伤者应备显微器械，合并骨折者，合理选用内固定器材。

（一）动物创伤模型的制作

1. 动物全身麻醉成功后，仰卧位，将其绑扎固定于手术台上。
2. 于大腿内侧做一纵行长约 6cm 的不规则伤口，深达肌层，并以沙粒、煤炭渣涂抹于伤口内，造成伤口污染。

（二）操作步骤

1. 清洗

（1）皮肤的清洗：第一助手先用无菌纱布覆盖伤口，脱去伤口周围皮肤毛丛，更换覆盖伤口的无菌纱布，戴无菌手套，用无菌软毛刷及肥皂液刷洗伤口周围皮肤 2～3 次，每次用无菌生理盐水冲洗。更换覆盖在伤口的无菌纱布，注意勿让冲洗液流入伤口，以免加重伤口污染。

（2）伤口的清洗：揭去覆盖伤口的纱布，用无菌生理盐水冲洗伤口，并用无菌棉球轻轻擦去伤口内的污物、煤炭渣及沙粒。分别用 3% 的过氧化氢溶液或 1% 新洁尔灭溶液浸泡伤口 3min，以无菌生理盐水冲洗 2～3 次。擦干皮肤，用碘酊、酒精在伤口周围消毒后，铺无菌巾保护术野。

2. 清创

（1）皮肤的清创：沿伤口边缘将不整齐、污染的皮肤呈条状切除约 1～2mm，并彻底清除污染、失去血供的皮下组织。

（2）清理伤口：由表及里彻底清除伤口内异物、血肿、失去活力污染的组织如筋膜、肌肉等；并仔细探查有无重要的神经、血管损伤，彻底止血。

（3）再次冲洗：经彻底清创后，用 1% 的新洁尔灭溶液浸泡伤口 3～5min，以无菌生理盐水冲洗伤口 2～3 次，更换手术器械及手套，伤口周围重新消毒再铺一层无菌巾。

3．伤口的缝合

（1）结扎或缝扎活动性出血点。

（2）1 号丝线间断缝合深筋膜、皮下组织及皮肤，勿留死腔，闭合伤口。

（3）伤口用无菌纱布覆盖。

（三）注意事项

1．严格遵守无菌操作原则，重视外科基本操作技术、彻底清洗伤口周围皮肤污垢及异物。

2．由浅入深、仔细探查、认真操作，识别组织活力及血供，彻底清除伤口内血肿、异物及失去活力的组织，尽可能保留重要的血管、神经等重要组织。

3．合并神经、血管损伤者应予以妥善修复。

4．严密止血，逐层缝合，避免残留死腔。

5．污染严重的伤口应在低位放置橡皮片引流。

（文兆峰　殷自振　李海涛）

第十章　犬后肢静脉切开置管术

一、学习目的和要求

1．掌握犬后肢静脉切开置管术的手术操作方法。
2．熟悉血管的基本处理方法。
3．熟悉静脉输液装置的安置和使用。

二、器材

手术刀、手术剪、蚊式血管钳、弯血管钳、手术镊、眼科剪、眼科镊、细导管（塑料管或硅胶管）、医用输液导管、丝线、缝针、纱布、输液装置等。

（一）操作步骤

1．术前准备

（1）手术动物当日禁食、捕捉、绑缚、称重。检查后肢静脉有无异常。

（2）清点手术器械，检查注射针头及输液导管是否通畅，用生理盐水冲洗输液导管内外的消毒液，将细导管前端剪成斜面备置管用，后端与输液导管及输液装置牢固连接并充满生理盐水。

（3）将动物绑扎固定于手术台上，剃除一侧后腿根部的毛，碘酒、酒精消毒或聚维酮碘消毒，铺无菌巾。

2．切口选择及静脉显露　犬的后肢静脉较粗，尤其是后肢腹侧的静脉易于显露，因而后肢是较为理想的静脉切开部位。在后肢根部的腹面扪及股动脉搏动，做一个与其平行或垂直的皮肤切口，长约 3cm（图 10-1）。

3．血管的分离

（1）左手持有齿镊提起切口一侧的皮肤，右手用蚊式血管钳和组织剪钝锐结合仔细

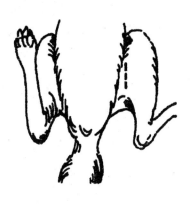

图 10-1　切口

分离皮下筋膜组织，即可显露股动、静脉，通常情况下股静脉位于股动脉的内侧。

（2）在股静脉两侧用蚊式血管钳钝性分离周围组织，遇汇入股静脉的分支静脉，则需结扎剪断，以保持单根主血管的通畅。

（3）用蚊式血管钳尖经血管后方轻轻插入，同时沿静脉纵轴游离出长约 1.5 ~ 2cm 的一段静脉血管。

4. 血管带线　经静脉后方引出两条 1 号丝线，使两条带线相距 1.5cm（图 10-2）。

5. 血管结扎与牵引　将静脉远心端带线结扎阻断静脉回流，暂不剪线以作牵引用；近心端带线暂不结扎，轻轻牵引以阻止血液倒流。

6. 静脉切开置管

（1）助手牵拉近心端丝线，术者左手牵拉远心端丝线，右手持眼科剪在两根牵引线之间的静脉前壁横行剪开一"V"形小口，小口横径约为静脉周径的 1/3（图 10-3）。

（2）助手用眼科镊提起静脉小口的近心侧血管前壁，术者将细导管斜面朝向静脉后壁，对准静脉小切口，将细导管插入静脉管腔内（图 10-4）。确认进入血管后，可放松近心端牵引线，将细导管再继续向前插入 5 ~ 6cm。

7. 导管的留置固定　开放输液器，确定输入管道通畅后，结扎近心端牵引丝线以固定置入静脉内的导管。距线结 0.2 ~ 0.3cm 剪除两端的牵引线。

8. 碘酊和乙醇（或聚维酮碘）消毒皮肤切口，1 号丝线间断缝合皮下组织和皮肤，利用一针皮肤缝线再绕细导管结扎加强固定，伤口无菌包扎。用胶布将输液管固定在肢体上。

图 10-2　静脉带线

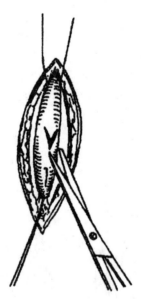
图 10-3　静脉劈开

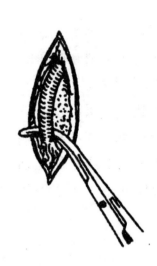
图 10-4　静脉置管

（二）注意事项

1. 导管的前端斜面不可太尖，以免穿破血管壁。

2. 导管插入静脉后应立即开放输液通道，以防血液倒流或血栓形成，堵塞输液导管。

3．导管切勿插入静脉壁的夹层中。

4．插入导管时一定要避免将空气带入血管内，以防空气栓塞。

5．导管的保留方法：导管有时需要保留，便于以后输液。有两种方法可以保持输液管道的畅通。一种方法是将全天的输液量统筹安排，维持24h缓慢滴注；或是将大部分液体正常滴注，留少部分液体缓慢滴注，以维持管道通畅。二是在较长时间不输液的情况下，用低浓度的肝素盐水充满输液导管内，防止血液凝固，如无禁忌，可以不定期地向管道内注入少量肝素盐水，保持管道通畅。

6．术后仔细检查输液是否通畅，插管局部是否有液体漏出或水肿。拔管时只需剪断皮肤上的固定缝线，轻轻抽出输液导管，局部加压包扎，以防出血。输液过程中一旦发生静脉炎或液体外溢，应立即拔管。

（文兆峰　孙全波）

第十一章　离体猪肠端 - 端吻合术

一、学习目的和要求

1. 认识肠壁的解剖关系。
2. 熟悉肠道吻合的基本方法和操作步骤。

二、器材

猪肠、手套、组织剪、线剪、持针钳、肠钳、血管钳、无齿镊、缝合针和线。

（一）操作步骤

1. 熟悉肠壁　肠壁是由黏膜层、黏膜下层、肌层、浆膜层组成；确认肠壁的系膜缘和对系膜缘。

2. 肠壁管吻合术　用两把肠钳同向夹持一段长为 15～20cm 的离体肠管，两把肠钳间的距离为 6～8cm，于肠钳之间的肠管中点用直组织剪剪断肠管，助手扶肠钳将分开的两段肠管原位靠拢对齐即为系膜缘对系膜缘，勿使肠管扭转。肠管的吻合有多种缝合方式，不同缝合方式的区别主要在于缝合层次的不同，但是缝合的共同要求是吻合处肠壁应保持内翻，浆膜与浆膜对合，防止肠壁黏膜外翻而影响吻合口的愈合。以下介绍常用的两层缝合法，全层间断内翻缝合加上浆肌层间断内翻缝合。

（1）缝合牵引线：分别在两段肠管的系膜缘和对系膜缘，距断端约 0.5cm 处，用 1 号丝线穿过两肠壁的浆肌层对合缝合一针支持线，打结固定两段肠管，作为定位和牵引用（图 11-1）。

（2）后壁全层间断内翻缝合：由肠腔的一侧开始，用缝合针从一侧肠壁的黏膜层穿入，浆肌层穿出，再从对侧肠壁的浆肌层穿入，黏膜层穿出，结扎缝合线，线结打在肠腔内面，同样的方法缝完后壁，缝针的边距和针距以 0.3cm 为宜（图 11-2）。

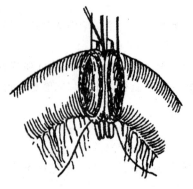

图 11-1　缝合牵引线

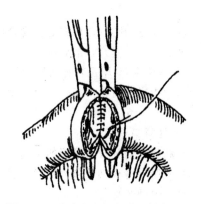

图 11-2　后壁全层间断内翻缝合

后壁的缝合也可采用单纯连续全层缝合法，缝针先穿过两断端肠管的全层，结扎一次，然后连续缝完后壁，再结扎线尾，此法缝针的边距和针距均为 0.2 ～ 0.3cm（图 11-3）；或者采用连续锁边缝合（图 11-4），缝针开始与结束的方法与单纯连续缝合法相同，其余的每一针均从前一针的线袢内穿出。

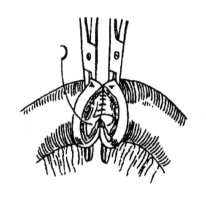
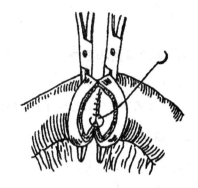

图 11-3　单纯连续全层缝合　　　　　图 11-4　连续锁边缝合

3. 前壁全层间断内翻缝合　缝针由一侧肠壁的黏膜穿入，浆膜穿出，再从对侧肠壁的浆膜穿入，黏膜穿出，缝合线打结于肠腔内。浆膜进出针点距离肠管切缘约 0.3cm，黏膜面的进出针点应稍靠近切缘，使浆膜多缝，黏膜少缝，以便黏膜面对拢而浆膜面内翻，有利于吻合口的愈合。同样方法缝合第二针，针距以 0.3cm 为宜，结扎第二针缝线之前剪去上一针缝线。结扎时助手还要配合将肠壁的边缘内翻，使之翻入肠腔而达到肠壁边缘内翻的目的（图 11-5）。另外，其他较常用的前壁缝合方法为全层连续缝合或连续全层平行褥式内翻缝合，即 Connell 缝合法（图 4-15）。

4. 前、后壁浆肌层间断内翻缝合　完成前后壁全层缝合以后松开肠钳，做前壁浆肌层缝合，较常采用的是间断垂直褥式内翻缝合法（Lembert 缝合法）（图 4-16）。缝针距第一层缝线外缘 0.5cm 处刺入，经黏膜下层潜行，距第一层缝线外缘约 0.2cm 处穿出，然后至对侧距第一层缝线外缘约 0.2cm 处刺入，经黏膜下层潜行，距第一层缝线外缘 0.5cm 处穿出，结扎缝线，肠壁浆肌层自然对合内翻。继续缝合下一针，针距为 0.3 ～ 0.4cm。前壁缝合完毕后，将肠管翻面使后壁朝上，以同样方法缝合后壁。浆肌层缝合还可采用间断水平褥式内翻缝合法（Halsted 缝合法）（图 4-17）或连续水平褥式内翻缝合法（Cushing 缝合法）（图 4-18）。

另外，肠管的吻合也可先缝合吻合口后壁浆肌层，继而做后壁全层的内翻缝合，然后完成前壁全层的内翻缝合，最后做吻合口前壁的浆肌层缝合。

5. 检查吻合口　用手轻轻挤压两端肠管，观察吻合口有无渗漏，如有渗漏可加缝补针。用拇指和示指轻轻对指挤捏吻合口，检查吻合口是否畅通及其直径大小，以能够通过拇指末节为宜（图 11-6）。

（二）注意事项

1. 肠吻合前要检查肠管的走向，防止在肠管扭曲的情况下做吻合。

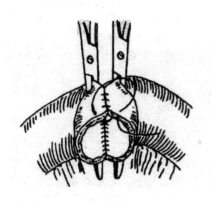

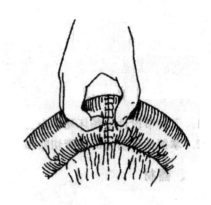

图 11-5　前壁全层间断内翻缝合　　　　　　　图 11-6　检查吻合口

2．浆肌层缝合必须包含黏膜下层，因为大部分肠管张力位于此处，但进针不能过深，以免缝合针穿透肠壁。

3．不同的肠吻合方法均要求做到吻合处肠壁内翻和浆膜对合。当内翻缝合拉紧缝合线时，应将黏膜准确翻入肠腔内，否则黏膜外翻将影响吻合口的愈合；要使浆膜面对合准确吻合的肠壁间不应有脂肪或其他组织。

（殷自振　赵　宇　李忠存）

第十二章 犬小肠部分切除、肠端 - 端吻合术

一、学习目的和要求

1. 了解节段性小肠坏死模型的制作方法。
2. 掌握活体动物的肠管切除和端 - 端吻合的方法。

二、器材

手术刀、组织剪、线剪、血管钳、组织钳、有齿镊、无齿镊、持针钳、甲状腺拉钩、S 拉钩、肠钳、有齿直血管钳（Kocher 钳）、吸引器、缝合针和线、纱布、纱布垫、手术巾、手套、胶布敷料等。

（一）操作步骤

1. 消毒　麻醉成功后，将犬（也可用家兔或小型猪代替）仰卧位固定于手术台上，消毒、铺无菌巾。

2. 开腹　做右（或左）中腹部经腹直肌或正中切口。

3. 肠切除

（1）开腹后，观察腹内小肠，将一段小肠袢提出切口外，周围用生理盐水纱布垫将小肠袢与腹壁隔开。在近系膜缘处结扎 4 ～ 5 条肠系膜血管用以制作肠坏死模型。

（2）展开肠袢，观察病变范围及系膜血管分布情况，确定肠管的切除范围。在预定的切除部位，按血供方向，先将一面的系膜做 "V" 形切开，接着按同一切开面剪开另一面的系膜，此时应注意避免损伤血管（图 12-1）。然后分离所遇的系膜血管，用两把弯血管钳夹住，在钳间剪断此血管，用 4 号丝线结扎血管两断端，再于近心端结扎线外侧用 1 号丝线做贯穿缝合结扎。最后切断小肠系膜。

（3）在拟切除肠管两端（离色泽变暗的肠管 3 ～ 5cm 处），各以一把 Kocher 钳自小肠对系膜缘斜行指向系膜缘，使钳与小肠的横轴约成 30°角，且钳尾偏向保留段肠管（图 12-2）。如此不仅可使吻合口径增大，更重要的是可以保证肠管断端的血液供应。再将两端紧贴保留段肠管的肠系膜各分离约 0.5cm。然后在距 Kocher 钳 3 ～ 5cm 的健侧小肠处各用一把肠钳钳夹肠管。肠管不宜夹得太紧，以刚好阻止肠内容物通过和肠管切缘无出血为度。在肠钳与 Kocher 钳之间的肠管后方垫干纱布，紧贴两端的 Kocher 钳的健侧切断肠管，移除病变肠管及衬垫纱布。吸净断端肠管的内容物后，用 0.5% 聚维酮碘棉球擦拭消毒肠管内腔。

4. 肠端 - 端吻合

（1）小肠两断端靠拢，注意使两肠腔对齐，勿发生扭曲，周围以盐水纱布垫隔开。然后在距肠管断端约 0.5cm 处的系膜缘及对系膜缘用 1 号丝线各做一针浆肌层结扎缝合，用止血钳夹住这两针缝合线作为定位和牵引用。再用 1 号丝线间断全层缝合吻合口

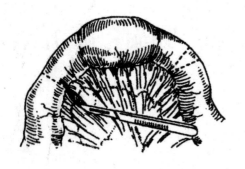

图 12-1 V 形切开肠系膜

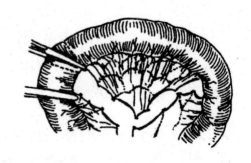

图 12-2 Kocher30° 角钳夹肠管

的前、后壁（见图 11-2，图 11-5）。

（2）肠管前后壁全部缝合之后，撤去肠钳，更换吻合时用过的纱布、器械，生理盐水冲洗手套、并用聚维酮碘棉球擦干。然后在距离全层缝合线约 0.3cm 处，用 1 号丝线做吻合口前、后壁的浆肌层间断缝合（见图 11-5）。缝合结扎后应将全层缝合线完全覆盖。

（3）用 1 号丝线间断缝合肠系膜切缘，关闭裂孔。

（4）用手轻轻挤压两端肠管，观察吻合口有无渗漏，必要时可补针。然后用拇、示指尖对合检查吻合口是否通畅（见图 11-6）。

5．检查肠管及腹腔内无出血后，将肠袢按自然顺序还纳腹腔。

6．清点手术器械无误后，逐层关闭手术切口，结束手术。

（二）注意事项

1．要保证吻合口处无张力，吻合肠段的肠袢应游离足够长度。

2．要保证吻合口有良好的血液供给，应可清晰看到血管分支供应吻合口；肠管在无肠钳夹闭的情况下，肠管断端切缘应有活动性出血；手指应可扪及肠管断端系膜的动脉搏动；肠管断端处的肠系膜不可分离过多，一般距断端 10cm 以内，否则易影响吻合口的血液供应。

3．吻合口处的缝合过稀或打结太松可直接导致吻合口漏的发生；缝合针距太小太密或打结太紧，将影响吻合口的血液供应，导致吻合口不愈合，也将导致吻合口

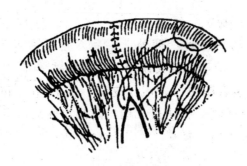

12-3 缝合肠系膜裂孔

漏的发生。

4．肠壁边缘内翻不宜过多，以防止造成吻合口狭窄。

5．关闭肠系膜裂孔时，留孔不宜过大，否则容易发生内疝。缝针不易过深，以免结扎或刺破系膜血管形成血肿（图 12-3）。

6．术中应注意无菌操作，做好隔离：应用无菌巾及生理盐水纱布垫保护手术野；切开肠管前要用纱布保护；切开肠管后应及时用吸引器吸净肠内容物；擦拭断端黏膜的棉球不得任意放置，以免污染或误遗腹腔；肠吻合完毕后应更换所用的器械和用碘附棉球擦洗手套后再进行其他操作。

（苗 磊 赵 宇）

第十三章 犬盲肠（兔蚓突）切除术

一、学习目的和要求

1．强化训练无菌操作技术。
2．学习开腹和关腹的手术操作方法。
3．熟练切开、止血、结扎、缝合和学会荷包缝合。

二、器材

卵圆钳、布巾钳、组织钳、阑尾钳、手术刀、剪、手术镊、拉钩、直、弯蚊式血管钳，直、弯中号血管钳，持针钳、缝针、丝线、纱布，护皮巾。

实验动物：杂种犬或家兔。

（一）操作步骤（以犬盲肠切除为例）

1．消毒　腹腔麻醉成功后将动物仰卧平放和绑缚在手术台上，剃去腹部的毛。用2.5%的碘酊和75%的乙醇常规消毒、铺无菌巾，用布巾钳固定，加盖孔巾和剖腹巾。

2．切口　取右上腹经腹直肌切口，切开皮肤、皮下组织长约10cm，显露腹直肌外鞘，出血点用血管钳钳夹和1号丝线结扎止血。切口两侧垫好消毒巾并用布巾钳固定，避免皮肤毛囊的细菌污染切口。在腹直肌外鞘做一个小切口，用中号血管钳将其与腹直肌分离，并用剪刀向上、下延伸剪开，使之与皮肤切口等长（图13-1）。如选用家兔为实习动物，则开腹较为简单，皮下出血也较少，可以用手术刀一直切至腹膜层。

3．暴露腹直肌内鞘及腹膜　沿腹直肌的肌纤维方向用刀柄将其分开，出血点逐一结扎，暴露腹直肌内鞘及腹膜。

4．剪开腹膜　用两把血管钳沿横轴线对向交替钳夹提起内鞘和腹膜，检查确定没有内脏被钳夹时，用手术刀切开一小口（图13-2），术者和第一助手各持一把弯血管钳夹持对侧腹膜切口边缘，将其提起，用组织剪纵向剪开腹膜，剪开腹膜时，可用长镊子或左手示指和中指插入腹腔，沿切口平行方向将内脏向深面推挤，以免在用剪刀于镊子臂间或指间剪开时损伤内脏（图13-3）。

5．护皮　术者左手托着护皮巾伸入腹腔，手背下压内脏，使护皮巾边缘靠近对侧切缘，右手用有齿镊提起腹膜及内鞘，助手左手持有齿镊夹持护皮巾边缘并使之靠近腹膜和内鞘，右手用腹膜钳将护皮巾边缘固定于腹膜和内鞘上，助手与术者交换动作同法完成另一侧的护皮，以避免腹腔内的液体污染皮下组织

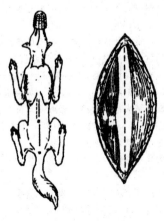

图 13-1　腹直肌分离切口

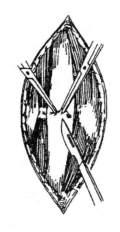

图 13-2 钳夹腹膜并切开

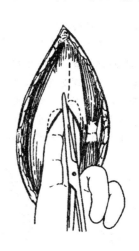

图 13-3 剪开腹膜

导致切口感染。

6. 显露盲肠 打开腹腔后用腹腔拉钩将右侧腹壁切缘拉向右侧，显露右上腹，寻找盲肠（犬盲肠类似于人体阑尾）。盲肠位于右上腹偏中，在肋与脊柱之间，十二指肠和胰腺右支的腹侧，回肠与结肠的交界处，长约 15cm，呈卷曲状，藉系膜与回肠相连，其颈部变细，近端开口于结肠的起始部，远端呈逐渐变尖的盲端，多呈淡蓝色。寻找盲肠的方法：将大网膜上翻并拉向左上方，在其基部腹腔找寻盲肠。将右上腹最外侧紧靠侧壁的一段自头端向尾端走行的十二指肠提起，提到一定的程度时即可见到盲肠位于十二指肠环内胰腺右支的腹面。如果不能迅速找到十二指肠，则可顺着胃的幽门窦将十二指肠提出，即可找到盲肠。

7. 分离、结扎盲肠的系膜和血管 找到盲肠后，用血管钳夹住盲肠系膜边缘，提起盲肠，拉出到腹腔外面，充分暴露整个盲肠及其周围的结构，周围用生理盐水纱布垫好保护组织，从盲肠系膜的远端开始用血管钳分次穿破、钳夹、切断和结扎系膜，在远侧血管钳的内方可用丝线贯穿缝扎（图 13-4），以控制出血。分离系膜时应尽量靠近盲肠，避免损伤回肠的血供，也可先在盲肠的基部分别分离盲肠的内、外侧动脉，各夹两把血管钳，离断缝扎，再将盲肠系膜的内外侧浆膜仔细剪开，这样就可以使盲肠与回肠之间的连接距离变宽，使分次分离结扎盲肠系膜比较方便。在做兔蚓突切除时，因其蚓突系膜较为游离，所以提起蚓突后很容易逐一分离结扎系膜血管。

8. 结扎盲肠及荷包缝合 于盲肠根部先用直血管钳轻轻钳夹挤压，再用 7 号丝线在压痕处结扎，用蚊式血管钳夹住线结后剪去多余的线尾。在缚线近侧 0.5 ~ 1cm 处用细丝线环绕盲肠做盲肠浆肌层的荷包缝合。做荷包缝合时缝针只穿透浆膜层和肌层，而不穿透肠壁，同时宜将荷包缝合在结肠上，使荷包一侧的边缘恰好位于结肠与回肠交界处，以防残端包埋后阻塞回肠通道。

9. 切除盲肠 盲肠周围用湿纱布垫好，以免切除盲肠时其内容物流入腹腔和涂擦苯酚时溅到他处。在缚线远侧 0.3 ~ 0.5cm 处用有齿直血管钳或普通的直血管钳钳夹盲肠，紧贴直血管钳用手术刀切除盲肠。盲肠残端顺次用棉签蘸纯苯酚、70% 乙醇和生理盐水涂擦消毒和破坏盲肠残端黏膜，以防止术后因黏膜继续分泌液体而形成局限性积液（注意：苯酚涂于残端黏膜内面，切勿溅到他处引起组织坏死；乙醇溶液和生理盐水则由残端周边向中心涂擦）。

10．埋入残端　术者一手将夹持盲肠缚线线结的蚊式血管钳向荷包内推进，另一手用长镊子将荷包旁边的结肠提起使盲肠的残端埋入荷包内，助手边提线尾边收紧荷包口，结扎荷包缝线（图 13-5）。必要时可外加浆肌层"8"字缝合一针将荷包缝线线结再包埋一次。

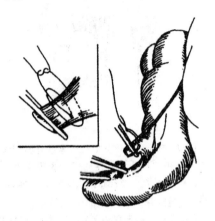
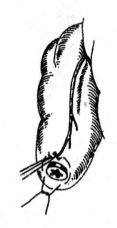

图 13-4　贯穿缝扎盲肠系膜　　　　　图 13-5　荷包缝合包埋残端

11．缝合　取出腹腔内手术用物，清理腹腔，确认无活动性出血，清点器械、纱布、针线无误（与术前对数）后，用 4 号丝线做单纯间断或连续缝合腹膜及内鞘，间断缝合腹直肌外鞘，1 号丝线间断缝合皮下组织及皮肤，消毒并盖以无菌敷料，术毕。动物复苏后送动物房喂养，观察术后改变或有无并发症发生。

（二）注意事项

1．在切开腹膜时，应用手术镊或弯血管钳将腹膜提起，使腹膜与内脏分开，以免切开腹膜的同时损伤内脏。

2．在寻找盲肠有困难时，可将动物胃和十二指肠提起，盲肠即位于十二指肠环内。

3．盲肠系膜可做双重结扎或贯穿缝扎，以免出血影响手术操作。

4．荷包缝合的大小以刚好包埋盲肠残端为宜。

5．收紧荷包缝线时要求术者和助手密切配合，在术者将盲肠残端塞入内翻的同时，由助手逐渐收紧荷包缝线打结。

（殷自振　王　军）

第十四章 犬胃肠穿孔修补术

一、学习目的和要求

1．熟悉犬胃肠穿孔动物模型的制作。
2．掌握犬胃肠穿孔修补的步骤和注意事项。

二、器材

手套、手术衣、麻醉药、生理盐水、敷料、无菌巾单、手术刀、手术剪、血管钳、肠钳、手术镊、持针钳、缝合针、缝合线、甲状腺拉钩等。

（一）操作步骤（实习动物可用家兔代替犬）

1．犬胃穿孔模型制作及胃穿孔修补术

（1）钳夹、绑缚犬后采用腹腔麻醉或吸入麻醉。麻醉成功后将犬仰卧固定于手术台上。腹部脱毛、消毒、铺巾。

（2）开腹：取前腹正中切口，逐层切开皮肤、皮下组织、腹白线和腹膜。

（3）制作胃穿孔模型：用甲状腺拉钩向两侧牵开腹壁，显露犬的前腹腔器官，找到犬胃，提起胃体前壁，用生理盐水纱布保护周围组织，以防切开胃壁时胃内容物流入腹腔造成污染。在胃体前壁中央"无血管区"用尖刀反挑式切开一直径约 1.0cm 的小口，深达胃腔，常可见胃内容物流出。

（4）清理腹腔：吸净或用纱布拭净胃腔内及污染腹腔的胃内容物。检查胃穿孔处有无活动性出血，如有活动性出血可用 1 号丝线结扎或缝扎。

（5）穿孔修补：用 4 号或 1 号丝线距穿孔边缘约 0.5cm 全层间断缝合穿孔，缝线方向与胃纵轴平行，针距为 0.3～0.5cm，轻柔结扎。有时取邻近大网膜组织覆盖于穿孔，再用上述修补缝线打结固定（图 14-1）。

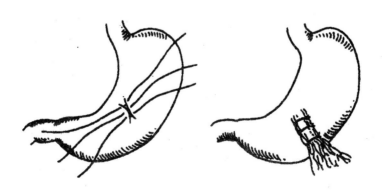

图 14-1 犬胃穿孔修补术

（6）将胃放回其原来的位置，检查清点器械、敷料无误，用 4 号丝线逐层缝合腹壁组织，关闭腹部切口。

2．犬小肠穿孔模型制作及穿孔修补术。

（1）麻醉成功后，常规放置、固定实验动物，手术野剃毛、消毒、铺巾。

（2）取前腹正中切口，按剖腹步骤逐层切开腹壁。

（3）提出一段长约 10cm 的小肠袢，周围以生理盐水纱布保护，用两把肠钳夹住一段肠管，在小肠对系膜缘用尖刀切开一直径约为 1.0cm 的小口，深达肠腔，制成小肠穿孔模型。

（4）沿肠纵轴方向，用 1 号或 4 号丝线间断内翻缝合穿孔部全层肠壁，针间距为 0.3 ～ 0.5cm。撤除肠钳，用 1 号丝线沿肠纵轴方向间断垂直褥式内翻缝合穿孔部浆肌层（图 14-2）。

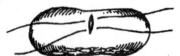 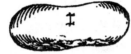 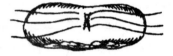

图 14-2　犬肠穿孔修补术

（5）撤除肠管周围生理盐水纱布，将肠管放回腹腔，清点器械、敷料无误，逐层缝合关闭腹部切口。

（二）注意事项

1．全层缝合胃或肠壁时注意勿缝及穿孔对侧的胃或肠壁，以免导致术后梗阻。

2．小肠穿孔修补时，缝线方向应与肠纵轴的方向平行，否则易引起肠腔狭窄。

3．胃穿孔修补使用大网膜覆盖穿孔时，不应影响大网膜血液循环，以免引起大网膜坏死。

（张金刚）

第十五章　犬胃大部切除术

一、学习目的和要求

1. 综合练习外科基本操作。
2. 掌握犬胃大部切除术的操作步骤。

二、器材

胃大部切除手术的常规器械，通常打包在一起为胃手术包，其他还备有腹部牵开器等。

（一）操作步骤

1. 捕捉、麻醉家犬，犬嘴戴上口套。
2. **手术体位**　犬仰卧于手术台上，用布带（或绷带）套扎固定四肢，注意不要过紧，以免勒伤。
3. **皮肤准备**　以 15% 的硫化钠溶液为脱毛剂（10ml/cm^2）脱去犬腹部被毛。清水冲洗、拭干，手术野皮肤常规消毒和铺巾。
4. 手术步骤

（1）切口：剑突与脐之间的上腹部正中切口。依次切开皮肤、皮下组织、腹白线、腹膜前脂肪和腹膜。

（2）腹腔探查：手术人员洗手，探查腹腔，观察胃及其相邻器官的解剖。犬的胃底和胃体较大，几乎呈圆形。幽门部较小，呈圆筒状。胃大弯比胃小弯约长 4 倍。十二指肠位于肝下。胃和十二指肠的血供与人体相似。

（3）切开胃结肠韧带：牵开器显露手术视野。术者手衬湿纱布垫，向上提起胃体，助手同时将横结肠向下牵拉，在右侧胃结肠韧带（大网膜）的无血管区将其剪开（图15-1）。识别胃后壁、胰腺组织和横结肠系膜中的结肠中动脉。

（4）游离胃大弯：以剪开的胃结肠韧带为起点，向左沿胃大弯、胃网膜血管弓下方（血管弓外），切断左侧胃结肠韧带。操作过程一般为：在胃网膜血管弓网膜支的左右两侧，用血管钳各戳一小洞，然后手术者和助手各持一把血管钳，分别钳夹血管远近段，将其切断结扎。依次左行，直至胃网膜左、右血管交汇处。也可在胃体和胃网膜血管弓之间切断胃结肠韧带，又称"血管弓内操作"（图15-2）。

（5）切断胃网膜右血管：同上步操作，依次向右，分段切断右侧胃结肠韧带，直至幽门右侧。于幽门下方将胃网膜右血管分离出来，并在其根部切断，近端双重结扎（图15-3）。此步操作在分离胃结肠韧带与横结肠系膜之间的粘连时要细致、耐心，注意切勿损伤横结肠系膜中的结肠中动脉。

（6）切断胃右血管：将胃向下牵拉，在距胃小弯约2cm处的无血管区将肝胃韧带剪

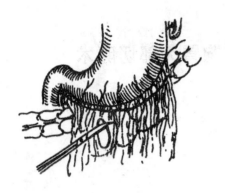

图 15-1　切开胃结肠韧带

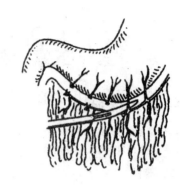

图 15-2　血管弓内操作，切断胃结肠韧带

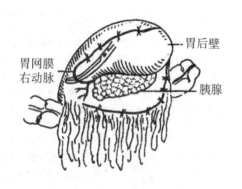

图 15-3　切断结扎胃网膜右动脉

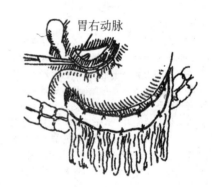

图 15-4　切断胃右动脉

开，并由此向右，分段切断肝胃韧带，直至幽门右侧。仔细触摸，一般可触及胃右动脉搏动，钳夹、切断，近端双重结扎（图 15-4）。

（7）游离并切断十二指肠：游离十二指肠 2.0 ~ 3.0cm。注意紧贴十二指肠上、下缘及后壁，用蚊式血管钳仔细分离，避免大块组织钳夹，否则可能损伤肝外胆管、胰腺组织等。在预定十二指肠切断线两侧，各夹两把 Kocher 钳，钳尖指向小弯侧，两钳一般至少相距 0.5cm。准备好吸引器，手术刀紧贴胃侧钳切断十二指肠，两断端分别用 0.1% 的聚维酮碘消毒。用纱布垫将胃侧断端包裹，置于一旁。将十二指肠断端牵向右前方，进一步分离十二指肠上、下缘及后壁与周围组织之间的粘连，一一结扎进入十二指肠的小血管，使十二指肠有足够长的游离断端，以保证吻合时无张力（图 15-5）。

（8）切断胃网膜左血管：将游离好的十二指肠包以纱布垫置于一旁。将胃向左上牵拉，在胃网膜左、右血管交汇处（此处由血管弓分布至胃体上的胃支间距明显加大）向左，于胃网膜左动脉第一个胃支的左侧，切断胃网膜左血管（图 15-6）。由此处向胃小弯做一垂直线，即为胃的预定切除线。将切除线大弯侧残余的胃结肠韧带组织自胃体上分离清除干净，使浆膜面光滑。

（9）切断胃左血管分支和游离胃小弯：将胃向上翻转、提起，分离胃后壁与胰腺间

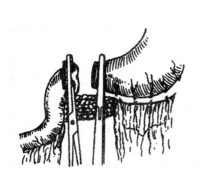

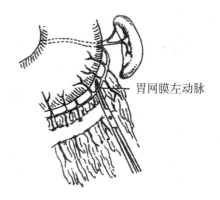

胃网膜左动脉

图 15-5 切断十二指肠　　图 15-6 切断结肠胃网膜左动脉

的少许粘连，可见显露出的胃左血管（图 15-7）。靠近胃小弯，将肝胃韧带的后层腹膜剪开，分离出胃左动脉后支发出的胃支，切断、结扎。然后将胃向右下牵拉，再分离出胃左动脉前支发出的胃支，逐一切断结扎，即将胃小弯游离。注意自胃体上分离清除干净预定胃切除线小弯侧附近残留的胃结肠韧带组织，使浆膜面光滑。

（10）切除胃：切除胃之前，试将预定切除部位拉至十二指肠残端处，应无任何张力。由于残胃与十二指肠是端端吻合，所以，自大弯侧量起，残胃端开口的直径应与十二指肠腔径相近。在胃预定切除线的两侧各夹一把肠钳，钳尖一直指向小弯侧。准备好吸引器，手术刀贴近切除线远侧肠钳，自小弯向大弯侧切开，每切开 1cm，即用 4 号线将切开处保留胃侧的前后壁做全层缝合关闭，边切边缝，开口与十二指肠的腔径相近。再在全层间断缝合过的部位，加一层浆肌层间断缝合（图 15-8），小弯侧残胃角以半荷包包埋。

（11）胃黏膜下层止血：用上述两种方法之一处理胃残端后，将切除线远侧肠钳左侧的胃前壁浆肌层切开，显露黏膜下层血管，紧靠保留胃侧组织，圆针细丝线将其缝扎。然后翻转胃，再将胃后壁的黏膜下层血管缝扎。于胃切除部位的下方垫一纱布垫，

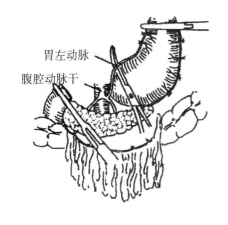

胃左动脉
腹腔动脉干

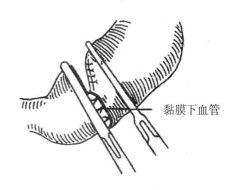

黏膜下血管

图 15-7 切断结扎胃左动脉　　图 15-8 胃切除，小弯侧残胃已缝合

143

准备好吸引器，用手术刀在进行了黏膜下层止血的部位将胃完全切断，移去标本。近侧胃残端以 1% 的聚维酮碘消毒。

（12）残胃与十二指肠的吻合：在吻合前，若发现端端吻合张力大，则可将十二指肠降部外侧的腹膜切开少许，做适当游离。若仍有张力，则可改行胃空肠吻合（Billroth Ⅱ式）。吻合第一层：将胃后壁的浆肌层与十二指肠后壁浆肌层间断缝合。第二层，将胃后壁的浆肌层与十二指肠后壁全层做间断缝合。第三层：将胃前壁的全层与十二指肠前壁全层做间断缝合。第四层：将胃前壁浆肌层与十二指肠前壁浆肌层间断缝合。此吻合方法可防止吻合口狭窄和减少吻合口张力。各层间断缝合时，最好等份分段进行，即吻合口牵引线缝合后的第一针缝在吻合口中点，然后再缝一边的中点，依次类推，使之吻合整齐、可靠。最后荷包缝合，包埋残胃与十二指肠吻合口小弯侧的"危险角"（图 15-9）。也可用吻合器进行胃十二指肠吻合。吻合完毕后，术者用拇、示指对捏吻合口，检查其是否够大，保证吻合口通畅。

（13）关腹：清点器械、敷料数目，正确后依次关腹。

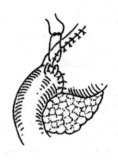

图 15-9　胃十二指肠吻合最后一针包埋胃肠吻合口"危险角"

（二）注意事项

1．做犬的腹腔内麻醉时，要注意避免刺伤内脏和误注入可能高度充盈的膀胱内。

2．为避免损伤邻近重要器官，游离十二指肠时，操作上要尽可能靠近十二指肠肠壁，且游离范围不宜过远、过大，以免影响血液供应。对任何管状结构，在未明确性质前，切不可贸然钳夹、切断。

3．在预定胃切除线时，需先将预定切除的部位向十二指肠实际拉拢一下，以保证残胃与十二指肠吻合后没有任何张力。

4．游离胃大弯时，对胃或大网膜的过度牵拉，会造成脾被膜撕裂、出血。如果出现这种情况，可先用明胶海绵或大网膜填塞缝合脾的裂口。若止血效果仍不满意，则应当即选择脾切除。

（胡广灿　苗　磊）

第十六章　犬脾切除术

一、学习目的和要求

1. 强化训练无菌操作技术。
2. 学习开腹和关腹的手术操作方法。
3. 学习处理大血管的方法。
4. 学习实质性脏器切除的方法。

二、器材

手术刀、手术剪、手术镊、拉钩、蚊式血管钳、中号血管钳、布巾钳、组织钳、持针钳、缝针、丝线、纱布、手术巾等。

（一）操作步骤

1. 腹腔麻醉成功后，将动物仰卧平放、绑缚在手术台上，剃去腹部的毛。用2.5%碘酊和75%乙醇常规消毒、铺巾，布巾钳固定四角后，加盖孔巾或剖腹巾。

2. 取前腹部正中切口，切口从剑突软骨向下延伸，长为8～10cm。切开皮肤、皮下组织后，即可见到腹白线，仔细结扎出血点。用两把血管钳于腹白线两侧的腱划处提起，用手术刀在腹白线上切开一小口进腹腔，术者和第一助手各持一把小血管钳夹持对侧腹壁切口边缘，将其提起，使腹壁和腹腔脏器分开，直视下用组织剪沿腹白线剪开腹壁，使之与皮肤切口等长。剪开时注意避免损伤腹腔脏器。

3. 助手用拉钩将切口向左侧牵拉，即可见到长而狭窄、形似镰刀状的脾，脾的活动性很大，很松弛地附着在大网膜上。术者用左手小心将脾提出切口外，右手持组织剪剪开脾周围无血管的韧带，这时可清楚看到脾蒂部由两层腹膜包绕，近脾门脾动、静脉分成许多血管进入脾实质。

4. 在脾胃韧带的无血管区剪一小口，小心剪开无血管的脾胃韧带，有血管的地方用血管钳钳夹后切断并结扎（图16-1）。如脾的上下端有韧带粘连，也可用血管钳夹住，在两钳间切断后结扎。

5. 在脾动脉主干部位，用镊子提起其表面包被的腹膜，组织剪剪开后显露脾动脉，游离脾动脉约1cm，先用血管钳带4号丝线结扎，暂不切断（图16-2）。脾因动脉供血阻断，而静脉回流通畅，形成所谓血液"自体回输"，脾将会变软、变小。

6. 将脾轻轻翻向右侧，显露脾门后方，用手指

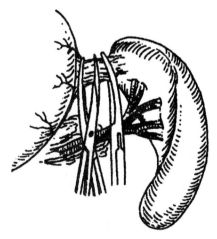

图 16-1　切断脾胃韧带

或小盐水纱布仔细分离脾蒂和胰腺间的粘连。术者用左手示指和中指绕过脾蒂后方将其勾起，右手持中弯血管钳钳夹脾蒂，近端两把，远端一把，靠近远端弯钳切断脾蒂，移出脾（图16-3）。脾蒂断端近侧用4号丝线结扎后，远侧用1号丝线贯穿缝扎。

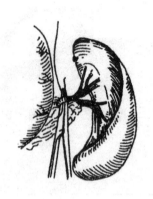

图16-2　预扎脾动脉

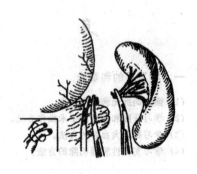

图16-3　脾蒂的处理

7．检查确定脾蒂部无活动性出血，清点纱布、手术器械无误后，可以开始逐层关闭腹部切口。

（二）注意事项

1．打开腹腔时，注意不要损伤腹腔内的脏器，特别是肠管。为避免损伤肠管，也可先于切口下垫生理盐水纱条，使切口和内脏隔开，再用剪刀剪开。

2．犬脾活动性很好，一般较容易被提到切口外面，搬动脾时，注意手法要轻柔，以免撕破脾。游离脾动脉时，要小心轻柔，避免损伤脾静脉导致出血。

3．游离脾蒂时，注意不要损伤胰腺。

（胡广灿　殷自振）

第三部分 临床手术与技能

第十七章 气管切开术

一、适应证

1. 咽喉部或气管上段病变引起明显呼吸困难

（1）急性喉阻塞，多见于咽部的白喉、水肿、异物、肿瘤等，其他尚有双侧喉返神经麻痹、麻疹后喉炎或喉气管－支气管炎等。

（2）颈部巨大肿块、甲状腺肿或甲状腺手术后出血。

（3）下咽部巨大肿瘤或脓肿。

（4）破伤风患者频繁发作的喉痉挛或支气管痉挛。

（5）面颌、口腔、咽喉部的严重损伤，呼吸道烧伤。

2. 下呼吸道的分泌物堵塞

（1）外伤：严重的颅脑外伤、颈椎高位骨折引起截瘫。

（2）神经系统疾病如延髓型脊髓灰质炎、脑瘤、脑血管意外、开颅术后。

（3）各种中毒引起的昏迷或神经麻痹。

（4）头颈部烧伤、严重胸外伤伴有剧痛，抑制了咳嗽反射以至于下呼吸道分泌物不能排出。

3. 预防性切开　在下颌、口腔、咽、喉等部做大手术时，常需要切开气管，防止血液、分泌物或呕吐物进入下呼吸道，保持手术中呼吸道的通畅，避免术后因喉部水肿或气管塌陷而发生的呼吸困难。

二、术前准备

1. 详细了解病情及颈部触诊，了解喉气管位置、颈前有无影响气管切开的肿块，如甲状腺肿大等。

2. 必要时拍颈部正、侧位 X 线片，了解气管位置及病变情况。

3. 儿童或严重呼吸道阻塞者，可预先插入麻醉插管或气管镜。

4. 气管切开术需要有一个良好的照明，一个有效的吸引器和一个完整的手术器械包。特殊器械中包括气管套管、气管扩张器和弧形尖刀。

5. 套管根据直径大小分成六种型号，使用时根据患者年龄选择相应套管。

三、操作步骤

1. **体位** 一般采用仰卧位。患者仰卧，肩下垫枕，头部由一助手扶持，自鼻尖经喉结至胸骨保持正中线位，不可向两侧偏斜，以免气管离开颈部中线，偏向一侧。同时将头向后仰起，但不宜过度，以免增加呼吸困难（图17-1）。在呼吸极度困难的患者，因为不能仰卧，可以采用坐位。患者正位坐，两手倚椅臂，身紧靠椅背，在不严重影响呼吸的情况下，头部尽力向上向后仰起，同时保持正中线位，使气管处于较浅的部位。一助手在椅后用双手将患者的头部固定，以免手术时发生左右偏斜。

2. **麻醉** 一般采用局部麻醉。常规消毒手术野后，自甲状软骨至胸骨上切迹，用1%普鲁卡因溶液沿颈前正中线做皮下局部浸润，并将一部分溶液注入颈筋膜浅层、深部组织和气管两侧软组织内亦做浸润麻醉。如果病情危急，可免除消毒与麻醉步骤，直接进行气管切开，切开以后再行消毒。

3. **切口** 直切口或横切口（图17-2），一般选用直切口。直切口显露气管较好，分离舌骨下肌群方便，它的缺点是愈合后瘢痕较明显。横切口愈合后瘢痕较小，手术野的显露尚可，但在切口下部容易有分泌物积潴，引起切口感染。施行直切口时，手术者先摸清甲状软骨、环状软骨和气管的位置。切口上起环状软骨下缘，下至胸骨切迹上方一横指，于颈前正中线切开皮肤、皮下组织和颈阔肌，用拉钩将皮肤向两侧牵引，显露胸骨舌骨肌，可见颈前正中肌白线。取横切口则于环状软骨下缘两横指处，沿颈前做一个3～4cm长的横切口。切开皮肤及皮下组织，向上下分离皮肤，可见颈前肌白线。

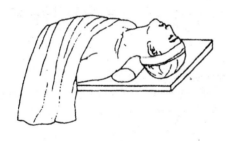
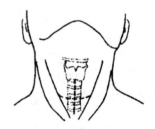

图 17-1 器官切开术体位　　图 17-2 气管切开常用切口

4. **分离舌骨下肌群** 用皮肤拉钩拉开切口后，可看到一条纵行的颈前肌白线，于肌白线处做一小切口，以血管钳或直剪刀自此处插入，上下纵行钝性分离颈筋膜中层及舌骨下肌群（胸骨舌骨肌和胸骨甲状肌）。在分离前应该查看颈前静脉，在这两侧静脉间有时有粗大的横支，损伤后出血较多。如果遇此颈前静脉间的横支，则需切断、结扎后向两侧牵开。

5. **处理甲状腺峡** 自中线分开舌骨下肌群后，即能显露出甲状腺峡覆盖于气管前壁。它的位置一般在第二至第三气管环的前壁，但也可以高到将第一或低到将第四气管环遮盖起来。如果甲状腺峡不宽，只要用手指将其下缘与气管稍加分离，即能向上推开，使气管前壁充分暴露以供切开。但如果甲状腺峡较宽，气管显露不佳，此时则可用两把弯血管钳将甲状腺峡平行夹住后，沿正中线切断（图 17-3），并将其结扎或贯穿缝扎。这样就可以将气管前壁充分显露，并且避免了洗换外管时的困难和危险。有时婴幼儿胸腺肥大亦可突入胸骨上切迹，必须用拉钩向下压住，以防损伤。

6．确认气管　气管前有气管前筋膜，通过筋膜可以隐约看到呈轮状的软骨环。如果筋膜层分离得不够，而不能明确辨认气管时，则宜用手指探查，摸到呈轮状的环后，即可肯定其为气管。成人的气管比较粗硬，辨认时困难较少；幼儿的气管细软，可能不易辨认，但只要分离不离中线，向下方找寻，就可以将气管显露出来。在辨认气管确实发生困难时，则可以用针刺入气管，检查是否有空气抽出，最后加以确认。

7．切开气管　找到气管后，成年患者可向气管腔内注入 2% ～ 4% 的可卡因（或 1% ～ 2% 丁卡因）溶液 0.5ml，以减少切开气管时的呛咳。幼儿则禁止注入此种溶液，以免药物中毒。在其正中线上，在第 2 ～ 4 气管环的范围内，左手指固定气管，右手持镰状手术刀或弧形尖刀，刀刃向上，用刀尖自气管环之间插入，自下向上、由里向外挑开切断 2 个（最多不超过 3 个）气管软骨环（图 17-4）。一般切开 2 个气管环即够，不要切到第一气管环，以免术后发生喉狭窄；也不应低于第五气管环，以免术后引起无

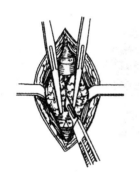

图 17-3　切开甲状腺峡

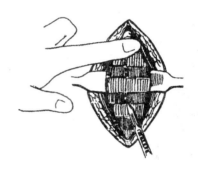

图 17-4　切开气管

名动脉损伤大出血。由于气管后壁缺少软骨组织，咳嗽和呼气时，可以向前突出来，因此，切开时刀尖不宜过深，以免切破气管后壁，甚至损伤食管。切开气管后，常会引起一阵剧咳，气管内大量脓性分泌物即自切口喷射而出。应立刻用气管扩张器或血管钳将气管切口撑开，迅速插入吸引管，将气管内的血液和分泌物吸尽。为了套管插入时的方便，有时可以将气管切口的两侧切去一小部分管壁，造成一个小洞孔（图 17-5），孔的大小和所用套管大小一样，切忌切除管壁过多，以免术后形成气管狭窄。在小儿患者则不宜做此种切除。

8．放置气管套管　以气管扩张器或弯血管钳撑大气管切口，将合适的带管芯气管套管，沿扩张器顺弧形自气管切口插入气管内（图 17-6），迅速取出扩张器，拔去管芯。此时，如有分泌物自管口喷出，即

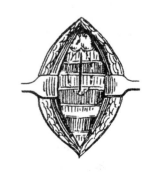

图 17-5　扩大气管切口

证明套管确已插入气管；如无分泌物喷出，可以用 1 ~ 2 根细棉纱放在套管口外，观察是否随呼吸气流而飘动。如果发现套管不在气管内，则应立刻拔出套管，重新插入，否则患者可发生窒息。插入套管时，要注意不使气管切口两缘的软骨环内卷。

9. 切口处理与套管固定　插入气管套管后，切口充分止血。切口过长时可用丝线缝合上端 1 ~ 2 针；切口下端无需缝合，以减少皮下气肿的发生，且可避免切口引流不畅，在更换套管时，也不致发生换管困难。将套管两旁用布带绕过至颈后部，打结固定；结的松紧以能插入一横指为适度，不要过松，以免套管滑出。套管固定妥当后，随即插入套管的内管，套管周围用细纱条轻轻填塞。最后，用一块在中线剪开一半的纱布，从下向上地骑夹围绕套管，以覆盖颈前切口（图 17-7）。套管周围填塞的纱条可于 24 ~ 48h 后抽出。

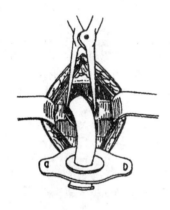

图 17-6　置入气管导管

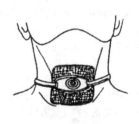

图 17-7　气管套管的固定

四、注意事项

1. 气管切开术往往是在紧急情况下进行的。为了抢救患者的生命，不但要求手术做得正确，并且必须在最短时间内完成。争取时间常是气管切开术成功的关键。这就要求手术器械事先消毒备用。手术者要保持镇静，动作要敏捷而不可慌张。

2. 正确摆放手术体位有利于准确找到气管。如果肩部没有垫高或颈部偏斜，则致手术野显露不佳。因此，在整个手术过程中，随时注意并纠正患者的体位，头、颈部要保持不偏不斜，分离要在颈正中线上进行，使用拉钩时两侧用力要均匀，并不时地用手指触摸气管。在幼儿，气管极细，软骨环又软，更需细心触摸，不可草率从事。患甲状腺肿的病例，颈前部可能完全被肿瘤侵占，气管被其盖住或推向一侧，遇到这种情况，手术前必须详细检查；必要时可做 X 线透视，以确定气管部位。

3. 损伤颈前静脉或误伤甲状腺下静脉，均可引起较多的出血，不但使手术增加困难且可因血液被吸入气管发生窒息。所以，遇颈前静脉应先行结扎，然后切断；甲状腺下静脉应尽量避开。

4. 切开气管时，刀刃应朝上方反挑，下刀亦不能过深，否则易刺破食管前壁；在患者剧咳时，气管后壁和食管前壁二者共同凸入气管腔内，此时切开也可能穿破食管前壁。如有食物从气管切口漏出，则引起严重后果。故手术时应采用弧形手术刀，并在不咳嗽时挑开气管软骨环，可以避免误伤食管。气管切口应与套管直径相适应，如果套管与切口之间遗留间隙过大，会导致皮下气肿发生。

5．选择套管时应注意，外管在其底板中是否牢固。旧式的两脚插入底板容易折断，不宜采用；新式圆盘式固定较好。另有一种套管，其凸侧的中央开有一小窗，因其容易刺激气管后壁，常致肉芽组织发生，现在已很少采用。应用前，应检查套管的内、外管是否套合紧密、长短一致。如果两管间存有空隙，干痂易在此处积储，以致妨碍呼吸。更要注意内管插入和抽出时的灵活度，不然会影响护理。每一套管必须有管芯，其末端呈圆锥形，和外管的内径大小吻合，使外管配上管芯后容易插入气管。插入气管后，应立即将管芯拔出，迅速而敏捷地换入内管。

6．术后必须细心护理，密切观察有无并发症发生。定时换药和更换套管内管，保持伤口敷料干燥，有利于避免伤口感染；及时吸出呼吸道的分泌物，保持患者呼吸道通畅。双层无菌生理盐水湿纱布覆盖套管口外罩，以保持吸入空气的湿度，稀释呼吸道分泌物，利于吸出。

（王　栋　校　晗）

第十八章 清创术

机械致伤因子造成皮肤破损，称之为开放性损伤，严重者可伤及深部重要组织，如神经、血管、肌腱、骨骼、内脏等。新鲜开放性损伤均有不同程度的细菌污染，有发生感染的危险，务必及时正确地采用手术方法清理伤口，修复重要组织，使开放污染的伤口变为清洁伤口，即称之为清创术。清创伤口目的是防止感染，有利于伤口的一期愈合。

一、伤口分类

伤口按有无细菌污染及污染的程度分为以下三类：

1. 清洁伤口　通常是指无菌手术的切口，如甲状腺切除术、疝修补术、椎间盘切除术等，经缝合后可达到一期愈合。

2. 污染伤口　指伤口有细菌污染，但未发展成为感染，如8小时内的新鲜开放性损伤。一般通过及时、正确地清创处理，可减少污染，使之变为或接近清洁伤口，行一期缝合。

3. 感染伤口　是指伤口出现红肿、渗液乃至脓液和组织坏死等，须经过换药达到二期愈合，如延迟处理的开放性损伤，手术切口感染等。

二、清创时限

开放性损伤初始，细菌仅停留在伤口表面，需经过一段时间繁殖，才侵入组织深部，这段时间称为潜伏期。此期间伤口仅受污染，是清创的最佳时期，通过及时正确地清创处理，可显著减少伤口感染的发生率。清创时限取决于潜伏期的长短，后者与环境的温度，伤口的性质、部位，细菌的种类、毒力、数量（污染程度）及伤员局部和全身抵抗力有关。气温高、组织损伤严重，细菌污染重、毒力强，潜伏期短；反之，潜伏期长。

一般说来，伤后6～8h的新鲜伤口，经切除染菌创面，彻底清除失去活力的组织、异物、血肿，清洗干净、缝合伤口，绝大多数可达到一期愈合。伤后超过8h的伤口，感染的可能性增大；超过24h的伤口，感染难以避免，通常不宜行清创术，因此时细菌已大量繁殖，伤口已感染，清创可破坏已形成的肉芽组织屏障，招致感染扩散。

污染程度是影响清创时限一个十分重要的因素，如果污染严重，伤后3～4h即可形成感染，相反，污染较轻，超过24h亦可进行彻底清创。此外，环境气温、局部组织血供及组织损伤程度均可影响清创时限，如冬季气温低，超过24h亦可进行清创；再如，头面部伤口因血供丰富、局部抵抗力强，伤后12h或更长时间仍可按污染伤口行清创术。

三、麻醉

清创术应在良好的麻醉状态下实施，麻醉的选择视伤口部位及伤员全身情况而定，分别采用臂丛阻滞、硬膜外阻滞或局部麻醉，必要时可选用全身麻醉。

四、清创程序

开放性损伤临床上极为常见，必须严格遵循清创的各项基本准则，并按一定的程序、步骤对伤口进行清理、修复，以降低伤口感染率，促使伤口一期愈合。清创的基本程序分三个步骤进行：第一清洗，第二清理，第三修复。

1．清洗

（1）皮肤的清洗：先用无菌纱布覆盖伤口，用乙醇溶液或乙醚擦去皮肤油污，更换覆盖伤口的无菌纱布，戴无菌手套，用无菌软毛刷及肥皂液刷洗伤肢及伤口周围皮肤2～3次，每次用大量无菌生理盐水冲洗，每次冲洗后更换毛刷及手套，更换覆盖在伤口上的无菌纱布，勿使冲洗液流入伤口内，以防加重伤口污染（图18-1）。

（2）伤口的清洗：揭去覆盖伤口的纱布，用无菌生理盐水冲洗伤口，并用无菌小纱布球轻轻擦去伤口内的污物和异物，亦可用0.1%新洁尔灭溶液浸泡伤口3min。擦干皮肤，用碘酊、乙醇溶液或活力碘在伤口周围消毒后，铺无菌巾准备手术。

2．清理　术者按常规洗手、穿手术衣、戴消毒手套。要使清创彻底，务必按一定顺序，依解剖层次由浅入深、仔细探查，认真操作，识别组织活力。

（1）皮肤的清创：根据皮肤损伤的程度和失去血供的范围，顺一定方向切除已撕裂和受挫伤失去活力的皮肤。对不整齐并有血供的皮肤，沿伤口边缘切除1～2mm的污染区域加以修整（图18-2）。此外，应彻底清除污染、失去活力、不出血的皮下组织，直至正常出血部位为止。皮下脂肪因血供较差，易引起感染，宜多切除一些。对于撕脱伤剥脱的皮瓣，切不可盲目直接缝回原位，因皮瓣失去血供，组织非但不能存活，而且易招致感染，其处理方法应为彻底切除皮下组织，仅保留皮肤行全层植皮覆盖创面。

（2）清除失活组织：由浅入深对各种组织进行清创，充分显露潜行的创腔、创袋，必要时切开表面皮肤，一则便于探查，二则便于彻底清除存留于其内的异物、血肿，仔细识别组织活力及血供，对挫裂严重、失去生机、丧失血供的组织，如筋膜、肌肉、肌

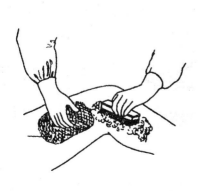

图 18-1　刷洗伤口周围的皮肤

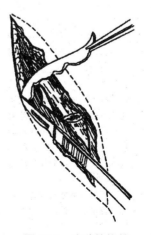

图 18-2　皮肤的修整

腱等，应予以彻底清除，尤其是坏死的肌肉，切勿姑息，应切至出血、钳夹肌组织有收缩反应为止，否则极易发生感染。沿肢体纵轴切开深筋膜，以防组织肿胀，组织内压升高导致组织缺血（图18-3，图18-4）。

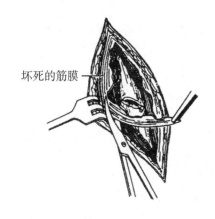

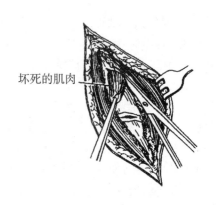

图18-3　清除坏死的筋膜组织　　　　　　　图18-4　清除坏死的肌肉

（3）重要组织的清创：指血管、神经、肌腱、骨折断端的清创。

1）血管的清创：血管仅受污染而未断裂，可将污染的血管外膜切除，完全断裂、挫伤、血栓栓塞的肢体重要血管，则需将其切除后吻合或行血管移植，以保证肢体血供。挫伤严重的小血管予以切除，断端可结扎。

2）神经的清创：对污染轻者，可用生理盐水棉球小心轻拭，污染严重者，可将已污染的神经外膜小心剥离切除，并尽可能保留其分支。

3）肌腱的清创：严重挫裂、污染、失去生机的肌腱应予以切除，未受伤的肌腱，小心加以保护。

4）骨折断端的清创：骨皮质污染深度通常不会超过0.5～1.0mm，骨松质及骨髓腔渗透可达1cm，污染的骨折端可用刀片刮除、咬骨钳咬除或清洗，即可达到清创要求；污染进入骨髓腔内者，可用刮匙刮除（图18-5）。与周围组织失去联系、游离的小骨片酌情将其摘除；与周围组织有联系的小碎骨片，切勿草率地游离除去，因这些小骨片保留有血供，具有活力，有助于骨折愈合。大块游离骨片在清创后用1%新洁尔灭浸泡5min，再用生理盐水清洗后原位回植。若轻易除去过多的小骨片或大块游离骨片将造成骨缺损、导致骨不连。

（4）再次清洗：经彻底清创后，用无菌生理盐水再次冲洗伤口2～3次，然后以0.1%新洁尔灭浸泡伤口3～5min，杀灭残余细菌。若伤口污染较重，受伤时间较长，可用3%过氧化氢溶液浸泡，最后用

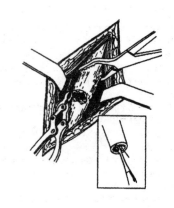

图18-5　污染的骨折端的处理

生理盐水冲洗。更换手术器械、手套，伤口周围再铺一层无菌巾。

　　3．修复

　　（1）骨折的整复及固定：清创后应在直视下将骨折整复，若复位后较为稳定，可用石膏托或持续骨牵引行外固定。遇有下列情况者可考虑应用内固定：①血管、神经损伤行吻合修复者，内固定可稳定骨折端，避免骨折端产生异常活动，造成吻合口撕裂、受压。②骨折整复后，断端极不稳定。③多发性骨折、多段骨折。内固定不仅可以维持骨折端良好的对位，恢复正常的解剖关系、消灭死腔，而且可清除断端的异常活动，反而有利于控制感染。同时亦便于术后护理。但对损伤污染严重，受伤时间较长、不易彻底清创者，内固定感染率高，应用时应慎重考虑，一旦发生感染，内固定成为异物，不取出内固定，往往造成感染不愈。

　　（2）血管的修复：重要血管损伤清创后应在无张力下一期吻合，若缺损较多，可行自体血管移植修复。

　　（3）神经的修复：神经断裂后，力争二期缝合修复，如有缺损，可游离神经远、近端或屈曲邻近关节，使两断端靠拢缝合，必要时（缺损大于2cm）行自体神经移植。若条件不允许，可留待二期处理。

　　（4）肌腱的修复：利器切断、断端平整，无组织挫伤，可在清创后将肌腱缝合。

　　（5）伤口的引流：清创后均需在伤口低位或另外切口放置引流，并保持引流通畅。

　　（6）伤口的闭合：伤口的闭合与否取决于受伤的时间、组织损伤和污染的程度及清创是否彻底等因素。组织损伤及污染程度较轻，清创及时（伤后6～8h以内）彻底者，可一期缝合；否则，宜延期缝合伤口。闭合伤口的方法有：直接缝合、减张缝合，有皮肤缺损者可行植皮术；若有血管、神经、肌腱、骨骼等重要组织外露者，宜行皮瓣转移修复伤口，覆盖外露的重要组织。

五、清创要点

　　1．术前准备

　　（1）临床检查：对伤员进行全面、系统的检查，以明确有无休克及合并颅脑、胸腹部严重损伤和四肢大血管损伤，并给予及时急救处理。

　　（2）四肢开放性损伤，要注意伤口的范围、深度以及是否合并重要的神经、血管、肌腱损伤，是否同时合并骨折，必要时行X线摄片检查。

　　（3）防治体液代谢失衡。

　　（4）防治感染，合理应用抗生素及破伤风抗毒素。

　　2．严格遵守无菌操作的原则和规程，重视外科基本操作技术，彻底清洗伤肢和周围健康组织上的污垢和异物。

　　3．止血带的应用　对于四肢开放性损伤除大血管破裂外，原则上不用止血带，理由基于以下几点：①上止血带无法识别组织活力及有血供的健康组织和失去血供的损伤组织；②伤口内组织因缺血其活力进一步降低；伤口缺血有助于厌氧菌的繁殖。

　　4．清理　依解剖层次由浅入深，仔细探查，认真操作，识别组织活力及血供，彻底清除伤口内血肿、异物及失去活力的组织，尽可能保留重要的血管、神经、肌腱，较大骨片即使已游离，亦应清洗后原位回植。

5. 修复　经彻底清创后，重新消毒铺巾，修复重要的神经、血管、肌腱，合并骨折者，合理选择石膏托、骨牵引或内固定进行固定。

6. 止血　严密止血，逐层缝合，避免残留死腔。

7. 引流　伤口低位放置引流。

8. 皮肤缺损者　可依据患者的全身情况，局部皮肤缺损的大小及部位，采用减张缝合、游离植皮、皮瓣转移等措施修复创面。

9. 注意术后处理及观察

（1）防治体液代谢和营养代谢失衡，将有助于伤口损伤组织的修复，尤其是严重的开放性损伤。根据血电解质、血色素、血浆蛋白的测定等采取相应措施。

（2）严重大范围开放性损伤，应注意维持呼吸、循环功能及肝肾功能的稳定。

（3）防治感染，合理使用抗生素。

（4）伤肢的观察，对合并神经、血管损伤行修复术者，定期观察伤肢血供、感觉和运动功能，合并骨折进行整复、固定者，应摄 X 线片以了解复位情况。

（5）伤口的观察，应检查伤口有无红肿、压痛、渗液及分泌物等感染征象。一般情况下，清创后 3 ～ 5 日体温可达 38.5℃左右，如果全身情况稳定，伤口疼痛逐渐减轻，局部无红肿、热痛，不须特殊处理；否则一旦出现感染征象应拆除部分乃至全部缝线敞开引流。行皮瓣转移修复伤口者，应注意观察皮瓣血供，引流条一般于术后 24 ～ 48h 取出。拆线可根据伤口部位及愈合情况，于清创术后 2 ～ 3 周拆线，过早拆线有造成伤口裂开的危险。

（庞永冰　孙全波）

第十九章　腹股沟疝修补术

一、适应证

1．有症状的腹股沟疝一经明确诊断，原则上应行疝修补术，以防发生嵌顿甚至绞窄。

2．1岁以内的婴儿腹股沟疝可先用疝带治疗，疝带治疗无效者，可择期手术治疗。

3．小儿腹股沟疝。

二、禁忌证

除非腹股沟疝发生嵌顿或绞窄，下列情况不宜施行手术治疗。

1．患全身性疾病，如发绀型先天性心脏病的小儿；营养不良的患者；高龄或身体状况较差估计生存时间不长的患者。

2．患传染性疾病如活动性肺结核、急性或慢性活动性肝炎。

3．患有可引起腹内压增高的疾病，如前列腺增生、慢性支气管炎、腹水以及妊娠等。

4．疝部位或邻近部位有皮肤感染。

三、几种常用的疝修补术操作步骤

1．巴西尼法（Bassini method）　适用于腹股沟斜疝和小的直疝。

（1）体位：仰卧位，膝下垫枕以轻度松弛腹股沟部。

（2）麻醉：一般选择局部浸润麻醉或硬膜外麻醉；小儿或不能合作的患者可选静脉麻醉或气管插管全身麻醉。

（3）切口：在腹股沟韧带中点上方2～2.5cm处做与腹股沟韧带平行的切口，自髂前上棘内下方至耻骨结节，长6～7cm（图19-1）。

（4）切开皮肤、皮下组织、浅筋膜，显露腹外斜肌腱膜。

（5）于腹外斜肌腱膜中点做一小切口，平行剪开腹外斜肌腱膜，上至相当于皮肤切口上端，向下显露外环（图19-2）。钝性分离腹外斜肌腱膜与腹内斜肌，内侧至联合腱，外侧至腹股沟韧带，充分显露腹股沟韧带（图19-3）。

（6）将髂腹下神经和髂腹股沟神经自腹内斜肌和提睾肌表面予以充分游离，以湿纱布条向两

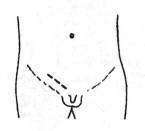

图 19-1　腹股沟疝修补术的皮肤切口

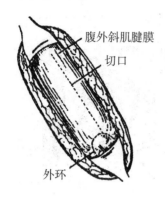

图 19-2　切开腹外斜肌腱膜

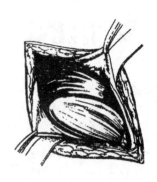

图 19-3　钝性分离腹外斜肌腱膜

侧牵开予以保护。

（7）顺纤维方向切开提睾肌并分开腹横筋膜纤维，显露疝囊。斜疝疝囊位于精索的前内方，肉眼观呈灰白色。若判断不清，嘱患者咳嗽，可见疝囊沿精索突出。提起疝囊壁，切开一小口，注意勿损伤疝内容物，再用剪刀扩大切口（图 19-4）。

（8）提起疝囊切口边缘，还纳疝内容物入腹腔。术者以示指伸入腹腔，探查腹壁下动脉与疝门的位置关系，以鉴别斜疝或直疝，并判断是否合并存在其他类型的疝。

（9）以左手示指伸入疝囊，使疝囊处于张力状态。右手以湿纱布和剪刀钝锐结合剥离疝囊外组织。使疝囊中部完全游离，横行切断疝囊，仔细止血。为避免创面较大而形成精索鞘膜或阴囊内积液或积血，远端疝囊可不做分离，保留在原位（图 19-5）。继续分离近端疝囊直至疝囊颈部。

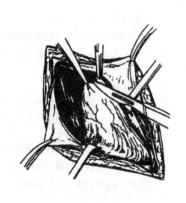

图 19-4　显露并切开疝囊

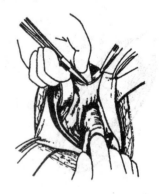

图 19-5　分离疝囊外组织

（10）在疝囊颈部以 4 号丝线做一内荷包缝合、结扎，另可贯穿缝合 1 ～ 2 针加固（图 19-6）。

（11）钝性游离精索，将其与提睾肌、腹横筋膜、腹股沟韧带分开，在其深面绕过纱布条用做牵引（图 19-7）。

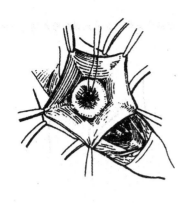

图 19-6　疝囊颈部内荷包缝合

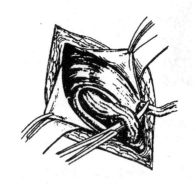

图 19-7　游离精索并绕纱布条牵引

（12）依据内环处腹横筋膜缺损的大小，于精索深面将腹横筋膜以 4 号丝线缝合修补 2 ～ 3 针，针距为 1cm。

（13）牵开精索，于其后方将联合腱与腹股沟韧带以 7 号丝线自上至下缝合 4 ～ 5 针，针距为 1cm（图 19-8）。

（14）去除纱布条，放回精索，仔细止血。在精索前方以 4 号丝线间断缝合腹外斜肌腱膜（图 19-9），针距为 1cm，外环处应能容纳小指尖通过，以免因压迫而影响精索血供。

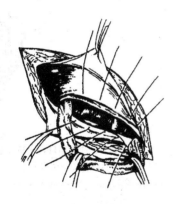

图 19-8　联合腱与腹股沟韧带缝合

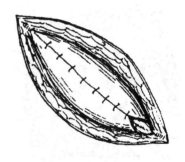

图 19-9　间断缝合腹外斜肌腱膜

（15）以 1 号丝线间断缝合皮下组织及皮肤。

2．麦克威法（McVay method）　适用于腹壁肌肉很薄弱或腹股沟管后壁缺损较大的成年人、老年人的腹股沟斜疝、直疝、复发性疝和股疝。

（1）体位、麻醉、切口、切开腹外斜肌腱膜、游离精索，剥离疝囊、高位结扎及切除疝囊同巴西尼法。

（2）从腹股沟内环口至耻骨结节切开腹横筋膜，显露出陷窝韧带和耻骨梳韧带。

（3）在腹股沟韧带中部内下方扪清股动脉搏动，其内侧为股静脉，以左手示指紧贴此处作为标记。自切口下端以 7 号丝线将腹横筋膜、联合肌腱缝合于耻骨梳韧带 2 ～ 3

针，第一针应缝在陷窝韧带上（图 19-10），注意勿损伤股静脉。切除残留的腹横筋膜，打结前可切开腹直肌前鞘以减张。将其余的腹内斜肌和腹横肌的游离缘缝合在腹股沟韧带上。

（4）放回精索，冲洗伤口，在精索前方间断缝合腹外斜肌腱膜。

（5）间断缝合皮下组织及皮肤。

3. 休尔迪斯法（Shouldice method）　适用于所有成年人腹横筋膜无缺损的原发性腹股沟疝。

（1）体位、麻醉、切口、剥离疝囊、高位结扎及切除疝囊同巴西尼法。

（2）游离精索，自内环口至耻骨结节切开腹横筋膜（图 19-11），分离腹横筋膜的内、外侧瓣，分离外侧瓣以 1 ～ 2cm 为宜。

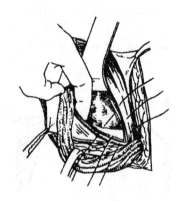

图 19-10　麦克威法修补腹股沟管后壁

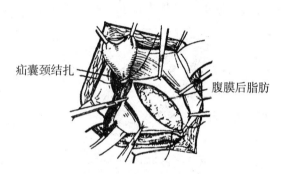

图 19-11　疝囊颈结扎和切开腹横筋膜

（3）自耻骨部开始，以 4 号丝线将腹横筋膜的外侧瓣在内侧瓣的深面与联合肌腱或腹内斜肌下面做间断缝合，直至内环口处。第一针应将腹横筋膜外侧瓣的游离缘缝合至腹直肌外缘的深面（图 19-12）。

（4）自内环口起，以上述缝线反转方向，将腹横筋膜的内侧瓣的游离缘缝合至腹股沟韧带的边缘，直至耻骨结节并打结（图 19-13）。

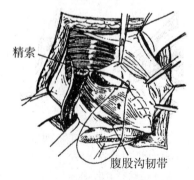

图 19-12　腹横筋膜外侧瓣的缝合

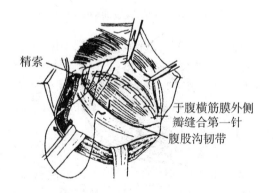

图 19-13　将腹横筋膜内侧瓣缝合至腹股沟韧带上

（5）自内环开始，以 4 号丝线将腹内斜肌和腹横肌的游离缘缝合至腹股沟韧带的深面，直至耻骨结节。

（6）放回精索，在精索前方间断缝合腹外斜肌腱膜。

（7）间断缝合皮下组织及皮肤。

4．无张力性疝修补术（tension-free hernioplasty）适用于所有成年人的原发性腹股沟疝以及复发性腹股沟疝、尤其是老年高危腹股沟疝患者。

（1）体位、麻醉、切口、切开腹外斜肌腱膜、提睾肌同巴西尼法。

（2）游离精索，分离疝囊至颈部，将疝囊内翻送入腹腔，疝囊大者可于中部横断，无需按传统的方法高位结扎疝囊。

（3）Rutkow 手术（疝环充填式无张力疝修补术）：用合成纤维网片制成一个圆柱形花瓣样的充填物，将其填充在疝的内环处以填充疝环的缺损（图 19-14）。根据切口内空间的大小，将合成纤维网片修剪成合适的大小，在精索后方置于腹内斜肌浅面，并与腹股沟韧带和腹内斜肌缝合数针固定（图 19-15）。

（4）Lichtenstein 手术（平片修补术）：将补片剪为合适大小，其上缘剪开一"V"形裂孔，将精索置于裂孔中。以 4 号丝线将补片下缘与腹股沟韧带和髂耻束缝合固定，内侧与耻骨结节和腹直肌外缘缝合；上缘与腹外斜肌背层缝合（图 19-16）。间断缝合腹外斜肌腱膜、皮下组织、皮肤。

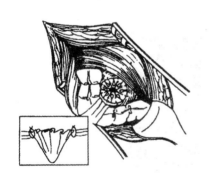

图 19-14　花瓣样合成纤维网片填充疝环

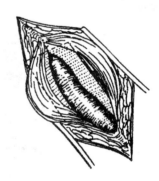

图 19-15　合成纤维网片的缝合固定

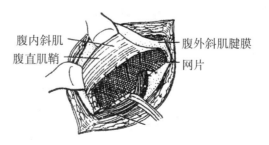

腹内斜肌　　　　　　　　　腹外斜肌腱膜
腹直肌鞘　　　　　　　　　网片

图 19-16　平片修补术

四、注意事项

1. 避免血管损伤

(1) 腹壁下动脉损伤：多发生于缝合陷窝韧带以紧缩外环时将腹壁下动脉缝扎在内，或行嵌顿性斜疝内环松解时向内侧切开而致腹壁下动脉损伤、出血。外环的内侧即为陷窝韧带，腹壁下动脉恰位于其深面，因此，缝合陷窝韧带时不可过深。松解内环时应向外侧切开而不可向内侧切开。若损伤腹壁下动脉造成大出血可将其缝扎或结扎而不致造成大问题。

(2) 闭孔动脉的耻骨支损伤：闭孔动脉的耻骨支常沿构成股疝疝环内侧的陷窝韧带的边缘下行，故修补股疝切开陷窝韧带时应防止将其损伤。若损伤造成大出血可延长切口，改善暴露予以缝扎或结扎止血。

(3) 股动、静脉损伤：缝合腹股沟韧带过深，可损伤股动、静脉。若损伤股动、静脉，应立即退出缝针，局部压迫止血。若压迫止血不能奏效，需扩大切口，充分暴露受损的血管，再行局部压迫止血，或以无损伤的细针细线缝合修补血管。

2. 避免切断输精管　锐性剥离斜疝疝囊时，若未辨清输精管，误将其剪断。一旦切断输精管，应立即予以修复。

3. 避免损伤髂腹下神经和髂腹股沟神经　髂腹下神经损伤可发生于行疝修补切开腹直肌前鞘以做减张切口时，髂腹股沟神经损伤多发生于切开腹外斜肌腱膜时。

4. 避免损伤腹内脏器　修补腹横筋膜时，进针过深可损伤肠管，且术中不易发现，若术后出现不明原因腹痛甚至腹膜炎症状，应考虑有肠管损伤的可能。经密切观察和积极保守治疗病情无明显改善者，需及时手术探查并予相应处理。直疝内侧常有膀胱壁，切开直疝疝囊时应避免切破膀胱。

5. 横断疝囊后其远端应予仔细止血，否则易致阴囊血肿。一旦形成阴囊血肿，可用粗针穿刺抽液，同时给予抗生素预防感染。

6. 缝合腹股沟韧带时应紧贴其后面进针，以免损伤股动、静脉；同时，进、出针不能在一个平面，以免撕裂腹股沟韧带。

（赵　宇　胡广灿）

第二十章 胃、十二指肠溃疡穿孔修补术

一、适应证

1．溃疡穿孔时间较长（超过 12h），腹腔感染严重，不宜行胃大部切除术者。

2．高龄、体弱或伴有心、肺、肝、肾等脏器的严重疾病，全身情况差，不能耐受较大手术者。

3．年轻患者（小于 14 岁），溃疡病史短，过去无幽门梗阻、出血等并发症，术中发现穿孔较小，穿孔周围无明显瘢痕者。

二、操作步骤

1．麻醉　一般采用全身麻醉或硬脊膜外腔阻滞麻醉，高危患者可采用局部浸润麻醉。

2．手术体位与切口　患者仰卧位。取上腹正中切口、右上腹旁正中切口或右上腹经腹直肌切口。

3．腹腔探查　进入腹腔后吸净腹腔内积液及胃内漏出物。穿孔多发生在胃及十二指肠前壁。将胃向左下方牵拉，一般便可发现穿孔部位。有时穿孔可被食物或纤维蛋白渗出物堵塞或被大网膜等周围组织粘连覆盖，应仔细分离粘连物，显露穿孔部位。若前壁未发现穿孔，须切开胃结肠韧带，将胃向上翻开，检查胃后壁。根据穿孔的特点初步判断导致穿孔的原发性疾病，如消化性溃疡、胃癌等。

4．穿孔的修补　沿胃或十二指肠的纵轴，距穿孔边缘约 0.5cm，用 1 号或 4 号丝线做全层间断对合缝合，一般在穿孔处上、中、下各缝一针即可，结扎缝线。取大网膜集束用修补缝线疏松打结固定（图 20-1）。

若穿孔较大，周边组织脆硬、水肿，缝合困难时，可先用大网膜堵塞穿孔，缝合穿孔后，再用丝线将大网膜缝在穿孔周围的胃或十二指肠壁上（图 20-2）。

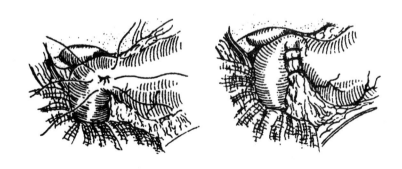

图 20-1　胃小穿孔的修补

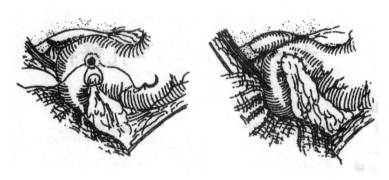

图 20-2　胃大穿孔的修补

　　5．清理腹腔　吸净腹腔内积液，特别注意吸净膈下、右髂窝和盆腔内积液。若腹腔污染严重，可用温生理盐水冲洗。逐层缝合腹壁各层。腹腔污染严重、穿孔修补不够完善者，可放置腹腔引流。

三、注意事项

　　1．胃溃疡穿孔者，穿孔修补前应在穿孔边缘取组织行病理检查。
　　2．游离及结扎大网膜时，应注意勿影响大网膜的血液循环。
　　3．腹腔污染严重者应注意仔细清理腹腔，以避免形成膈下、肠间或盆腔脓肿。
　　4．穿孔修补术对溃疡病本身来说不是彻底的手术，术后应注意溃疡病的药物治疗。

（唐立群　孙全波　王　军）

第二十一章 小肠穿孔修补术

一、适应证

小肠损伤或小肠炎性病变（如肠阿米巴、肠伤寒等）导致的较小、分散、且不影响肠壁血液循环的穿孔。

二、操作步骤

1．采用全身麻醉或连续硬脊膜外麻醉，仰卧位。

2．一般采用右上、中腹部经腹直肌切口，依次进入腹腔。

3．首先探查腹腔，整个小肠都应仔细检查，一般可从屈氏韧带开始，由上向下达回肠末端及盲肠部。也可以任何一段小肠作为起点，由此分别向上与向下循序检查。发现穿孔后，可先用肠钳轻夹，以防肠内容物继续外溢，待全部小肠检查完毕后，逐个处理。

4．将穿孔小肠提至切口外，周围以生理盐水纱布妥为保护。边缘新鲜的小穿孔，可与肠管纵轴呈垂直横向用丝线做全层间断缝合，然后浆肌层用1号丝线做间断内翻缝合（图21-1）。小肠损伤穿孔较大，但不及肠管一半者，可将创缘稍加修整，在创口两端沿小肠纵轴方向各以1号丝线缝合1针作为牵引，用4号丝线沿小肠纵轴方向间断缝合全层肠壁，然后用1号丝线做浆肌层间断内翻缝合（图21-2）。

5．清理腹腔，吸净腹腔内积液，逐层缝合腹部切口，一般不需放置引流。

三、注意事项

1．小肠损伤穿孔可能在肠系膜内或隐藏于血肿之中成为隐蔽性穿孔，术中应仔细检查腹腔，防止漏诊。

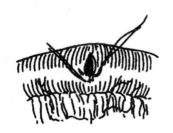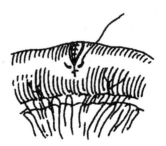

图 21-1 小肠小穿孔修补

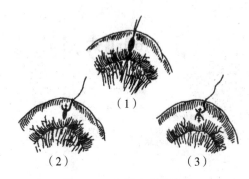

图 21-2　小肠大穿孔修补

2．穿孔修补缝合时，缝合针线走向一般应与肠纵轴方向平行，注意避免引起肠腔狭窄和造成角状屈曲。

3．肠壁挫伤或浆肌层裂伤，有成为延期性穿孔的可能，应注意酌情处理。

4．小肠炎性病变所致穿孔，术后注意应用有效药物治疗原发疾病。

（许大勇　苗　磊　赵　宇）

第二十二章 Billroth Ⅱ式胃大部切除术

一、适应证

1. 溃疡多年不愈、反复发作、逐渐加重，使生活质量降低。
2. 经过一段时间（一般为3个月）严格的内科强化治疗，仍未愈合的溃疡。
3. 经钡餐或（和）胃镜检查，发现溃疡较大或穿透性溃疡。
4. 过去有因溃疡所致的上消化道大出血或穿孔病史，本次又发生急性大出血或急性穿孔者。
5. 溃疡所致幽门梗阻，影响正常进食者。
6. 经钡餐或（和）胃镜检查，不能排除的恶性溃疡。

二、操作步骤

1. 麻醉　气管内插管麻醉或连续硬脊膜外腔阻滞麻醉。
2. 手术体位　仰卧位，头部可抬高10°～15°。
3. 切口　麻醉成功后，皮肤常规消毒和铺巾。采用上腹部正中切口，切口长度一般为8～12cm。
4. 开腹　切开皮肤、皮下组织、腹白线、腹膜前脂肪和腹膜。若患者为溃疡穿孔，腹膜切开时会有气体或（和）腹腔渗出液溢出，所以切开腹膜前应准备好吸引器。
5. 腹腔探查　探查病灶位置、大小、浸润胃壁的程度，肝、脾、胆道，以及腹腔、盆腔有无病变等。
6. 切开胃结肠韧带、游离胃大弯、切断胃网膜右动脉和切断胃右动脉，操作参见"第十五章（一）手术操作步骤（3）、（4）、（5）、（6）"相关内容。
7. 游离十二指肠　一般至少游离约2.0cm。可用蚊式血管钳沿十二指肠壁分离、结扎进入十二指肠的血管分支。注意勿盲目钳夹以避免损伤肝十二指肠韧带。
8. 切断十二指肠　操作参见"第十五章（一）相关内容手术操作步骤（7）"相关内容。
9. 关闭十二指肠残端　是保证手术成功的一个重要步骤。虽然有几种不同的关闭方法，但原则上应保证十二指肠残端缝闭后无张力和良好的血供。可做2～3层缝合：第一层做十二指肠残端前后壁黏膜层间断缝合；第二层做前后壁全层间断缝合或浆肌层的间断垂直褥式内翻缝合，上下角做半荷包包埋；第三层可在第二层全层缝合后做浆肌层的间断垂直褥式内翻缝合或十二指肠前壁的浆肌层与附近之胰腺被膜间断缝合（图22-1）。
10. 切断胃网膜左血管、胃左血管分支和游离胃小弯　操作参见"第十七章（一）手术步骤8和9"相关内容。胃左动脉分前、后两支分别到达胃的前、后壁。胃左静脉（冠状静脉）大部分与胃左动脉伴行，应分别结扎。

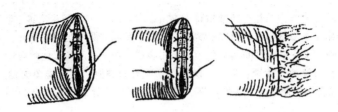

图 22-1　关闭十二指肠的残端

11. 切断胃和胃空肠吻合　胃切除的范围应在 50% ~ 60% 之间，这样既可避免胃容积过小，又可保证降低胃酸分泌的效果。现以结肠前、胃空肠全口吻合的 Moynihan 方法为例，叙述胃切除和胃空肠吻合的步骤。

（1）确定胃的切除线：大弯侧在胃网膜左、右血管交汇处，再向左于胃网膜左动脉第一个胃支左侧，垂直向胃小弯画一直线，约至贲门下 2 ~ 3cm 处（多是小弯侧胃前壁第三支大静脉处），此线即为胃的预定切除线（图 22-2）。在线的两侧各夹一把肠钳，两钳相距约 3cm。

（2）确定吻合的空肠段：提起横结肠，辨认结肠中动脉，在其左侧的无血管区，剪开一长为 3 ~ 5cm 的小口（图 22-3）。再在横结肠系膜根部、脊柱左侧找到 Treitz 韧带。提起近段空肠，将其穿过横结肠系膜上剪开的小口，并靠近胃，以空肠近端距 Treitz 韧带 6 ~ 8cm 为起点，用两把无齿镊确定胃切除线虚线为切开线提起空肠对系膜缘，向空肠远端量出与胃全口相等的空肠肠段，使用一把肠钳顺空肠长轴将其钳夹（图 22-4）。将近端空肠对胃大弯，远端空肠对胃小弯，分别在大、小弯处做胃和空肠壁的浆肌层缝合，作为牵引线。

（3）胃空肠后壁吻合：胃空肠吻合的第一层缝合，即胃后壁浆肌层与空肠的浆肌层间断缝合。缝合线在胃侧距胃切除线约 1cm，在空肠侧距对系膜缘约 1cm，针间距约为 0.5cm。

第一层缝合后，①胃黏膜下层止血：在胃切除线远侧肠钳的左侧，将前、后壁的浆肌层切开。注意不要切深，可用刀片稍做切开处的刮离，显露出黏膜下层血管，用细丝

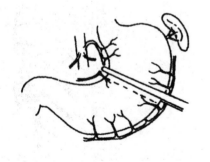

图 22-2　确定胃切除线，虚线为切开线

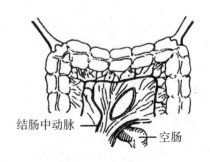

结肠中动脉　　空肠

图 22-3　剪开横结肠系膜

线将其一一缝扎。于胃切除部位的下方垫一纱布垫，准备吸引器，请麻醉师配合拉出胃管少许，在进行了黏膜下层止血的部位，用手术刀将胃切断。标本移出腹腔，残胃端以0.1%聚维酮碘消毒。②切开空肠：在两牵引线之间，手术刀（或电刀）切开空肠对系膜缘，切开时注意吸引空肠内容物，以蚊式血管钳结扎空肠壁黏膜下的出血点，以0.1%聚维酮碘消毒空肠切开处。

　　之后，开始做胃空肠吻合的第二层缝合，即胃后壁和空肠全层间断缝合。缝合时，手术者右手持持针钳，左手取一纱布垫裹住示指，用裹以纱布垫的示指压住吻合口处的胃壁和肠壁组织，以取代传统的无齿镊，这样，既可清洁吻合口视野，又可避免夹伤胃、肠壁组织（图22-5）。除上述间断缝合方法外，第二层缝合也可用直针无损伤缝合线做全层连续交锁缝合。

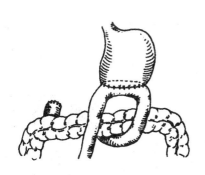

图 22-4　确定吻合口空肠段

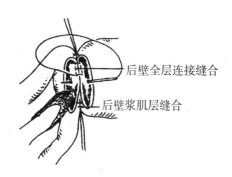

后壁全层连接缝合

后壁浆肌层缝合

图 22-5　胃空肠后壁吻合

　　（4）胃空肠前壁的吻合：第三层是胃前壁与空肠的全层吻合，间断或连续缝合（连续缝合由第二层的缝合线转过来继续进行）。第四层是胃前壁与空肠的浆肌层间断缝合（图22-6）。

　　（5）第四层缝合结束后，手术者用拇、示指检查输入、输出口是否通畅。最后，再围绕大小弯侧的牵引线缝合点做一"8"字缝合。

　　12．关闭横结肠系膜孔　将胃空肠吻合口从结肠上方通过横结肠系膜上的洞拉至结

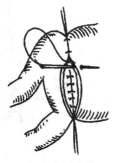

（1）全层吻合

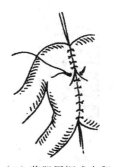

（2）浆肌层褥式内翻吻合

图 22-6　胃空肠吻合之前壁吻合

肠下方。然后距吻合口约 1.5cm 处，将横结肠系膜与胃前后壁浆肌层做较为稀疏的间断缝合（图 22-7）。

13. 关腹　查看放置于十二指肠残端的纱布垫上有无胆汁样液体渗出。若有，应加强缝合或重新处理残端。清点器械、敷料，数目无误后关腹。但是因溃疡急性穿孔而急诊手术的，关腹前要用大量温生理盐水冲洗腹腔，于十二指肠残端附近和 Douglas 腔各放置一根橡皮引流管。如果手术者认为十二指肠残端处理不满意，即使是择期手术，也应于残端附近放置一橡皮引流管。

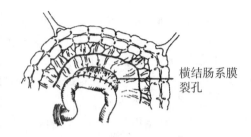

横结肠系膜裂孔

图 22-7　关闭横结肠系膜孔

三、注意事项

1. 由于胃结肠韧带与横结肠系膜在右侧比较贴近且有粘连，因此，切断胃结肠韧带、游离胃大弯的操作，最好从胃网膜左、右血管交界处下方胃结肠韧带的无血管区开始。

2. 在游离十二指肠过程中，如不慎造成胰腺组织出血，可用小的或蚊式血管钳钳夹、结扎，严禁做深部的缝合止血，以免引起术后胰腺炎。

3. 十二指肠残端关闭良好与胃空肠吻合后输入段的通畅一样，都是防止术后残端瘘的重要步骤。

4. 原则上输入袢尽可能短，但过短可造成吻合口形成锐角或狭窄，易发生输入袢梗阻，严重者可致十二指肠残端破裂。所以，在胃与空肠吻合时，要保持胃的自然位置，吻合处应无张力，避免将胃向下牵拉。

5. 输入、输出袢是吻合于大弯还是小弯，没有统一的规定。但要避免吻合后输入和输出空肠袢扭转或形成 180°交叉。因此，如果 Treitz 韧带在残胃端的右下方，则以输入袢对胃小弯为宜；若在左下方，则应将输入袢对胃大弯。目的是为了不出现系膜扭转，并使输入袢位置高于输出袢。

（殷自振　武兴汝　张金刚）

第二十三章　小肠部分切除、肠吻合术

一、适应证

1．各种原因引起的小肠肠管坏死，如绞窄性肠梗阻、肠扭转、绞窄性疝、肠系膜血管栓塞等。

2．严重的小肠损伤，不能修补或修补困难。

3．部分小肠炎性病变引起的穿孔、肠瘘、慢性梗阻。

4．小肠肿瘤。

5．某些小肠肠管的先天性畸形，如 Meckel 憩室、先天性肠闭锁或狭窄等。

6．广泛的小肠粘连，分离困难；或虽经分离，但浆膜面损伤过大。

7．各种胸、腹部及泌尿系手术需要用小肠移植或转流手术。

二、操作步骤

1．麻醉　一般采用连续硬脊膜外腔阻滞麻醉或全身麻醉。

2．体位　仰卧位。

3．切口　取决于病变所在部位，一般应位于病变部位附近。若病变部位未确定，则可作右侧（或左侧）中腹部经腹直肌或旁正中切口，以右侧多见。

4．探查腹腔、确定病变范围　探查腹腔，进一步明确诊断；观察并记录腹腔内液体的量、颜色、气味和黏稠度；探查肠管应按顺序进行，操作要轻柔，否则可能导致肠浆膜面损伤而引起术后肠粘连。找到病变后，把病变的肠管提出切口外，将正常肠管按顺序还纳腹腔，在病变肠管与腹壁间用生理盐水纱布垫隔开。小肠切除范围应根据病变情况而定，一般应超过明显受累区 5～10cm。

5．分离肠系膜（见第十二章）。

6．肠切除（见第十二章）。

7．肠吻合　常用的肠道吻合方法有端 - 端吻合法（见第十二章）、侧 - 侧吻合法和端 - 侧吻合法三种，一般情况下多采用端 - 端吻合法。

（1）端 - 端吻合法（见第十二章）。

（2）侧 - 侧吻合法（以连续缝合为例）：目前，除在胃肠吻合术后输出段梗阻，或食管空肠吻合术后做侧 - 侧吻合外，仅在梗阻原因无法去除、患者情况不允许行肠切除或行肠道的 Brown 吻合时，才做侧 - 侧吻合。

1）肠管切除后，在距肠管断端约 0.3cm 处的系膜缘及对系膜缘的肠壁浆肌层各缝一针牵引线。然后用 1 号丝线分别做两断端肠管的连续全层缝合，封闭肠腔（图 23-1）。

2）剪去连续缝合线后，两角（牵引线处）分别做浆肌层半荷包缝合，将两角包埋（图 23-2）。

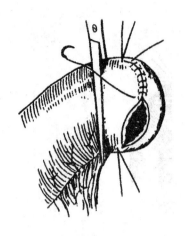

图 23-1　缝闭肠管断端

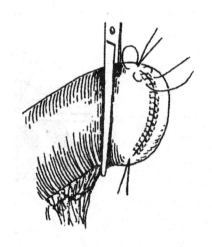

图 23-2　断端上下角半荷包缝合包埋

3）提起两半荷包缝合线，其间用 1 号丝线行 Lembert 缝合，将全层连续缝合线完全埋入。剪去缝合线，去掉肠钳。

以上三步在多数情况下并不需要（如患者未做肠切除或做肠道的 Brown 吻合时）。

4）助手用两把无齿镊由对系膜缘提起小肠，术者用肠钳沿肠管纵轴钳夹被提起的小肠，钳夹的肠管长度为 8～10cm（图 23-3）。同法钳夹另一端肠管，并使两把肠钳朝向同一方向。

5）将两把肠钳并列在一起，保持顺蠕动方向（若吻合困难，也可逆蠕动方向吻合）。

6）在距被钳夹段小肠的对系膜侧的肠管中线约 0.3cm 处，用 1 号丝线做吻合口的后壁浆肌层间断内翻缝合，针距约 0.4cm（图 23-4）。缝合完毕后，将两端缝合线保留作牵引线，剪去其余缝合线。

7）用生理盐水纱布垫于两肠管间并包绕两侧肠管壁，防止肠腔切开时污染腹腔。

8）在距第一针缝合线约 0.5cm 处的对系膜缘肠管中线上，切开两肠管的浆肌层各长约 6cm，再将肠黏膜切一小口，吸净肠内容物后，沿浆肌层切口剪开黏膜层。

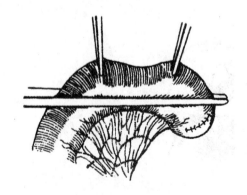

图 23-3　肠钳钳夹肠管

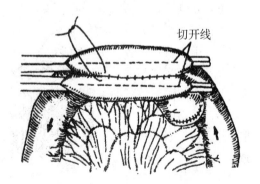

切开线

图 23-4　后壁浆肌层间断缝合

9）0.5% 聚维酮碘棉球擦拭肠腔和肠壁后，用 1 号丝线由吻合口一端开始做吻合口后壁的全层连续缝合。

10）缝至吻合口的另一端，缝合针由肠腔内穿出肠壁，再由对侧肠壁外穿入肠腔内，打紧缝合线即可使肠壁内翻（图 23-5）。

11）采用连续全层缝合或 Connell 缝合法（见第十一章）缝合吻合口的前壁内层。每缝一针应拉紧缝合线使肠壁自然内翻。

12）缝至最后一针时，缝合针由肠壁外穿入肠腔内，缝合线与后壁全层缝合线尾打结于肠腔内。

13）去掉肠钳，做吻合口前壁浆肌层缝合，包埋全层缝合线。

14）更换吻合时用过的纱布、器械，用生理盐水冲洗手套，以聚维酮碘棉球擦干。

15）用手轻轻挤压两端肠管，观察吻合口有无渗漏，必要时可补针。然后用双手拇、示指检查吻合口的大小，以通过两示指为宜，一般吻合口的大小为 4～5cm（图 23-6）。

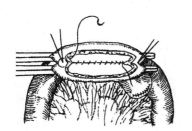
图 23-5　后壁全层连续缝合

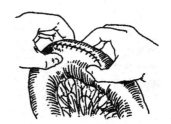
图 23-6　检查吻合口

（3）肠端 - 侧吻合法：一般用于欲吻合肠管的口径相差较大时，或当肠梗阻原因不能去除，需做捷径手术者，以及各种 Y 形吻合术。

1）肠管切除后，将远段肠管断端封闭并包埋（方法同侧 - 侧吻合法）。

2）将近侧肠管断端与远段肠管欲吻合处相靠拢（远段肠管吻合口位置的选取、切开及处理同侧 - 侧吻合法）。吻合口周围以生理盐水纱布垫保护。

3）间断浆肌层缝合吻合口后壁。

4）间断或连续全层缝合吻合口后壁及吻合口前壁。

5）间断浆肌层缝合吻合口前壁。

6）更换敷料、器械，清洗手套。

7）观察吻合口有无渗漏并检查吻合口有无狭窄。

8．用 1 号丝线缝合肠系膜裂孔。

9．缝合切口　如腹腔渗出液较多或污染较重，应将渗液吸出，以生理盐水冲洗腹腔。将肠袢按顺序还纳腹腔，检查肠管及腹腔内无出血及异物存留后，以大网膜覆盖。逐层关闭切口，结束手术。

三、注意事项

1．应正确判断肠管的生活力，尤其当疑有大段肠管坏死时，应争取保留尽可能多的肠管。

2．在准备行肠切除前，应行全肠探查，以免遗漏病变。

3．应正确决定肠切除范围，切断的部位应选择在健康肠管，且保留端的肠壁应有良好的血液供应。一般情况下，病变的远、近端各切除健康肠管约 5cm 左右；如为肠梗阻引起的肠管坏死，应根据梗阻肠壁的水肿情况，将近端肠管多切一些；如为恶性肿瘤，则应根据肠系膜淋巴结转移的情况做包括区域淋巴结的广泛切除，切除部位的肠管必须为正常组织；如病变为多发性，则根据病变的大小和其间的距离，做分段或一并切除。

4．两端肠腔大小悬殊的吻合，可加大口径小的肠管断端的切除线的角度，以扩大其口径。若悬殊过大，则可采用端 - 侧吻合法行肠吻合。

5．做侧 - 侧吻合时，应尽量使吻合口靠近断端，以防盲袢综合征的发生；同样，肠梗阻时尽量不做捷径手术，必须做时，吻合口应尽量靠近梗阻部位。

6．吻合口的前、后壁行连续缝合时，不要把丝线拉得太紧，以免造成吻合口狭窄。

7．开放吻合时，应注意止血，以防发生术后吻合口出血。

（赵　宇　校　晗）

第二十四章　阑尾切除术

一、适应证

1. 急性单纯性阑尾炎经保守治疗无效。
2. 急性化脓性阑尾炎。
3. 急性坏疽性阑尾炎。
4. 阑尾周围脓肿经保守治疗无效，甚至病情加重。
5. 反复发作的慢性阑尾炎。
6. 特殊类型阑尾炎。

二、操作步骤

1. 仰卧于手术台，对于肥胖患者在麻醉后可于其右侧髂腰部垫一沙袋，以便更好地显露阑尾。选择腰麻或硬脊膜外腔阻滞麻醉，仅少数患者需要气管插管全麻。常规消毒、铺无菌巾单。

2. 切口的选择　由于大多数患者的阑尾位于右下腹，故手术切口宜选择在右下腹部压痛最明显处。一般情况下采用右下腹斜切口，即麦氏切口（McBurney incision）。沿皮纹方向切开皮肤，对血管和神经损伤少。这种斜切口因三层腹壁肌肉的纤维方向纵横交错，故术后切口愈合牢固，不易发生切口疝，且不影响美观。临床经验表明在绝大多数病例此切口位于阑尾根部中心上方，极有利于显露和处理阑尾根部。但因这种切口不便探查腹腔其他部位的脏器，故对诊断不明的探查性手术，宜选用右下腹经腹直肌切口，且切口不宜太小，以麦氏切口为例，系在右侧髂前上棘与脐之间画一条连线，在此连线的中外 1/3 交界处画一条垂直于此连线的直线即为麦氏切口的方向，切口长度在脐髂连线上方占 1/3、下方占 2/3（图 24-1）。沿麦氏切口切开皮肤、皮下组织，切口长为 4～6cm，顺纤维方向切开腹外斜肌腱膜并牵开腹外斜肌腱膜，显露其深层的腹内斜肌及更深层的腹横肌。切开腹内斜肌肌膜后，由术者和助手持弯血管钳交替撑开腹内斜

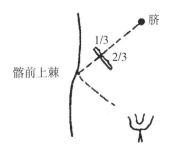

图 24-1　McBurney 切口

肌和腹横肌直达腹膜，用两把甲状腺拉钩或双手示指伸到撑开的间隙，向切口两极将肌纤维拉开以扩大手术野。将腹膜外脂肪拨开，以便清晰地显露腹膜，用两把血管钳交替提起腹膜，使之与腹腔内容物如肠管分开后，在两把血管钳之间将腹膜切开一小口，然后，边剪开边将腹膜提出外翻与护皮纱布垫钳夹固定，利用腹膜和护皮纱布垫将切口与手术野隔离，以免导致切口污染乃至术后感染。

3．寻找阑尾　打开腹腔后，将拉钩伸入腹腔牵开切口两侧的腹壁。用纱布垫将小肠推向内侧，先找到盲肠，再沿三条结肠带向盲肠末端追踪，即能找到阑尾。寻到阑尾后，用阑尾钳夹住阑尾或用止血钳夹住阑尾系膜，将阑尾提到切口外切除。如果不能提出，也需要严格保护好切口各层组织后，切除阑尾。

4．阑尾系膜的处理　阑尾动脉一般在阑尾系膜的游离缘，如果阑尾系膜基部较薄，炎性水肿较轻，则可于阑尾根部钳夹切断系膜后用 4 号丝线做双重结扎；如果感染炎症水肿较重，系膜肥厚、脆弱又较宽阔时，系膜较易钳断，此时应将系膜逐段分离、切断结扎，直至阑尾系膜根部全部游离、切断和结扎，以保证阑尾动脉结扎的可靠性（图 24-2）。

5．荷包缝合　围绕阑尾根部在盲肠壁上以 1 号丝线做一浆肌层的荷包缝合（图 24-3），其直径应恰好包埋阑尾残端，荷包太小，则不能包埋残端；荷包过大，则有可能残留死腔于肠壁内。

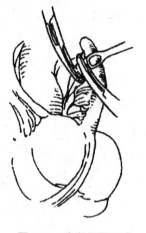

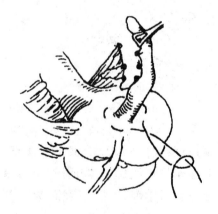

图 24-2　离断阑尾系膜　　　　　　图 24-3　绕阑尾根部做荷包缝合

6．阑尾残端的处理　在距盲肠 0.3 ~ 0.5cm 处的阑尾根部以直血管钳轻轻钳夹压榨后，用粗丝线于压痕处结扎阑尾根部（图 24-4），用蚊式血管钳夹住线结后剪去多余的线尾。阑尾周围用纱布垫好，以免切除阑尾时其内容物流入腹腔和涂擦苯酚时溅到他处。在距结扎线 0.3cm 远处用弯血管钳钳夹阑尾，然后，紧贴直血管钳将阑尾切除（图 24-5）。残端依次用碘酒（或苯酚）、乙醇溶液和生理盐水棉签涂擦处理。

7．阑尾残端包埋　收紧荷包的同时让助手一手用无齿镊提起荷包外盲肠壁，一手利用原留置的蚊式钳将阑尾残端内翻，待荷包完全收紧后抽出蚊式钳，最后缝线打结

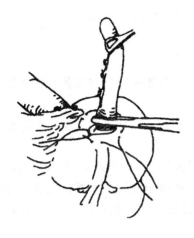

图 24-4 阑尾根部结扎

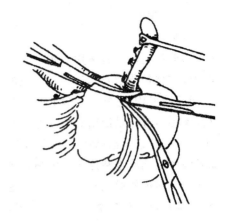

图 24-5 切断阑尾根部

（图 24-6）。包埋后盲肠浆膜内翻，表面光滑（图 24-7）。如果阑尾残端包埋不满意，可在荷包外做浆肌层间断缝合或"8"字缝合加强，也可用阑尾系膜或邻近脂肪结缔组织覆盖加固。

8．将盲肠放回原处，清理腹腔无活动性出血，清点器械、纱布、针线无误（与术前对数）后，用 4 号丝线做单纯间断或连续缝合腹膜；间断缝合腹横肌及腹内斜肌，4号丝线间断缝合腹外斜肌腱膜，1 号丝线间断缝合皮下组织及皮肤，切口消毒并盖以无菌敷料，胶布固定。

9．特殊情况下的阑尾切除术

（1）阑尾与后腹膜粘连固定，不能按常规方法勉强切除，而宜行逆行切除方法，即先在根部切断阑尾，残端包埋后再分段分离切断阑尾系膜，切除整个阑尾。

（2）盲肠壁炎性水肿严重，不能按常规方法将阑尾残端埋入荷包内，可在阑尾系膜

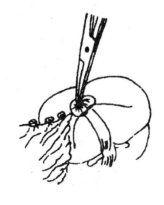

图 24-6 收紧荷包缝线包埋阑尾残端

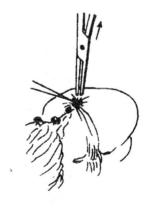

图 24-7 阑尾残端包埋后外观

根部切断阑尾，用丝线行盲肠浆肌层间断内翻缝合包埋阑尾残端。如果仍无法埋入时，则用阑尾系膜或附近的脂肪结缔组织覆盖残端。

（3）阑尾炎性水肿严重，脆弱易于撕碎，根部又无法钳夹结扎时，可用盲肠壁的荷包缝合，将未能结扎的阑尾残端内翻埋入盲肠腔内，外加丝线间断浆肌层内翻缝合。

四、注意事项

1．诊断不能确定时，宜采用右中下腹经腹直肌直切口。

2．对切口的保护是防止术后切口感染的关键步骤，切开腹膜后应将腹膜严密地钳夹在腹膜巾上，防止腹腔内的脓性分泌物进入切口。

3．寻找阑尾的方法是沿结肠带向右下腹部追踪阑尾根部，一般来说，阑尾根部与盲肠末端结肠带汇合处相连，沿结肠带追踪易于找到阑尾。

4．如果阑尾尖端严重粘连不易分离，则可切断阑尾根部，然后分离处理阑尾系膜。

5．手术中应尽可能避免术者的手指接触阑尾，手术步骤全部用器械操作完成，可防止脓性分泌物污染切口。如果手套或器械受到污染，在缝合切口时应更换手套及缝合切口的手术器械。

（文兆峰）

第二十五章　胆囊切除术

一、适应证

1. 急性化脓性、坏疽性、梗阻性胆囊炎。
2. 反复发作的慢性胆囊炎。
3. 有症状的胆囊结石或有并发症的胆囊结石（如并发胆囊穿孔、胆囊积水或积脓、继发胆总管结石、胆囊肠道内瘘、胆石性胰腺炎等）。
4. 结石大于 2.0cm、合并有糖尿病或老年患者的无症状胆囊结石。
5. 大于 1cm 的单发性胆囊息肉、位于胆囊颈部的胆囊息肉或合并有其他胆囊疾病（如胆囊结石、胆囊炎等）的胆囊息肉。
6. 胆囊癌。
7. 外伤性胆囊破裂。

二、禁忌证

1. 在梗阻性黄疸病因不明时，不应盲目切除胆囊。
2. 全身情况不能耐受胆囊切除手术者。
3. 某些右上腹慢性疼痛常与慢性胆囊炎的症状类似，此时如检查未发现胆囊有明显病变，应慎重考虑胆囊切除术。

三、操作步骤

胆囊切除术的手术方法包括顺行切除、逆行切除与顺逆结合三种方式：①顺行切除指先解剖胆囊三角，结扎并切断胆囊动脉和胆囊管，再从胆囊颈向胆囊底部方向将胆囊自胆囊床上逐步分离切除。②逆行切除是在未处理胆囊动脉和胆囊管的情况下，直接从胆囊底向胆囊颈部方向剥离胆囊，至胆囊完全游离后再结扎切断胆囊动脉和胆囊管。③顺逆结合法是先于胆囊三角处解剖胆囊动脉并予以切断结扎。再解剖出"胆囊管"，带线打一个单结留置以暂时阻断胆囊管不切断，这样既可避免胆囊腔内结石因术中挤压或牵拉而进入胆总管；又可以在分离胆囊后确认带线管状结构是否为胆囊管，减少和避免误伤肝总管或胆总管的可能性。然后自胆囊底开始分离胆囊，至清楚显露胆囊管后再收紧原留置带线，结扎并切断胆囊管。顺行与顺逆结合法适用于胆囊三角区解剖结构清楚的病例，其优点是由于预先结扎了胆囊动脉，因此术中出血较少。下面以顺逆结合法为例讲述胆囊切除术的基本操作步骤。

1. 麻醉　硬膜外麻醉或复合静脉麻醉。
2. 体位　平卧位。为了有利于显露，可在腰背部垫沙袋或摇起手术台的腰桥使患者腰背部抬高，在关闭腹腔时，再恢复正常平卧体位。

3．切口　以充分显露胆囊三角为切口选择原则。一般可选用右上腹经腹直肌切口或右肋缘下斜切口。

4．探查　进入腹腔后，先观察腹腔内有无腹水及渗液，其性质如何，然后对肝、胆道系统及邻近脏器进行仔细的探查，以了解病变的性质、范围与粘连的程度，为决定手术方式提供参考。

（1）胆囊：了解胆囊的大小、张力、囊壁厚度、充血水肿及与周围粘连等情况，判断病变的性质、范围。

（2）胆管与胰头：显露肝十二指肠韧带与 Winslow 孔，先观察胆总管有无扩张，胆囊三角区有无粘连；然后将左手示指伸入 Winslow 孔，拇指置于肝十二指肠韧带表面，对肝外胆管和胰头部进行双合诊，了解胆囊管与胆总管间的关系，有无结石嵌顿，胆总管内有无结石，肝门部有无病变，肝十二指肠韧带与肝门部有无肿大淋巴结，壶腹部与胰头部有无肿块。

（3）肝：了解肝的形态、大小，有无硬化、淤胆、肿块等。怀疑胆囊癌时，应对肝有无浸润与转移进行仔细探查。

（4）胃与十二指肠：检查胃与十二指肠有无溃疡及其他病变。

5．胆囊切除的步骤

（1）手术野的显露：用一方头拉钩牵开肋弓与肝，将十二指肠、横结肠、小肠及大网膜用纱布垫包裹后用深部拉钩牵开，分别用弯血管钳夹住胆囊底部与颈部向肝侧牵引，从而使胆囊与肝十二指肠韧带得以良好显露。如胆囊周围粘连，应先分离粘连；如胆囊张力过大，可行穿刺减压。

（2）胆囊三角区的解剖：剪开胆囊三角区上腹膜，钝性分离，显露胆囊管与胆总管，判别两者间的关系，细致观察胆囊三角区内有无其他管道如副右肝管、右肝管、肝右动脉、门静脉右支等经过。

（3）分离结扎胆囊动脉：在胆囊颈与胆囊管后上方分离并显露胆囊动脉，在两把血管钳之间切断，近端双重结扎（图 25-1）。由于胆囊动脉变异较多，为防止误伤肝总管与肝右动脉，胆囊动脉的结扎点应尽量靠近胆囊颈部。

（4）分离胆囊管：用直角血管钳分离胆囊管，穿过一丝线并结扎一道，以防止在胆囊剥离过程中将结石挤入胆总管，胆囊管暂不切断（图 25-2）。

（5）分离胆囊：沿胆囊的底部及两侧，距肝床 1cm 处切开胆囊两侧浆膜（图 25-3）；自胆囊底部向胆囊颈方向，将胆囊从胆囊床上逐步游离，胆囊与胆囊床间多为疏松结缔组织，可用剪刀或电刀锐性分离，其间所有血管与胆

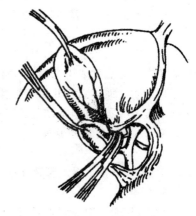

图 25-1　分离结扎胆囊动脉

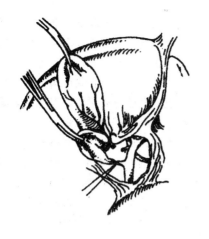

图 25-2　分离胆囊管

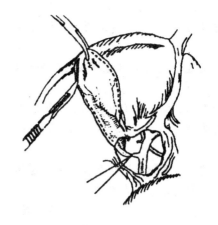

图 25-3　切开胆囊浆肌层

管分支均应结扎或电凝（图 25-4）；在胆囊颈部与胆囊管上下方均有与肝及十二指肠相连的疏松组织，称为胆囊系膜，将此系膜钳夹切断后，胆囊即完全游离。

（6）结扎胆囊动脉：再次明确胆囊管与胆总管间的关系，距胆总管 0.3 ~ 0.5cm 处切断胆囊管使胆囊完整摘除，胆囊管残端分别结扎与贯穿缝扎各一次（图 25-5）。

（7）胆囊床的处理：胆囊床彻底止血后用丝线间断缝合关闭（图 25-6）。

（8）放置引流：放置腹腔引流可减少腹腔与膈下感染的发生，同时还有利于术后观察有无术中未发现的肝外胆管误伤。可采用烟卷或橡皮管引流，其前端应放置在 Winslow 孔处，另一端可经切口或腹壁戳口引出。如引流物不多，可在术后 48h 拔除；如有胆汁样液流出，则应直至渗液完全停止时再拔出。

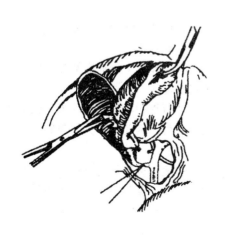

图 25-4　剥离胆囊

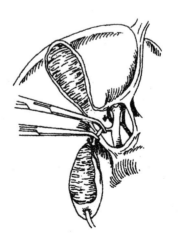

图 25-5　离断胆囊管

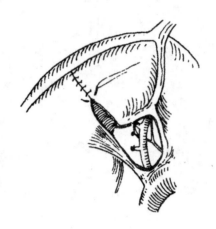

图 25-6　缝合胆囊床

四、注意事项

1. 解剖胆囊三角时误伤胆囊动脉或胆囊动脉结扎线脱落会导致喷射样出血，此时切忌盲目钳夹，应先用左手示指伸入 Winslow 孔，拇指置于肝十二指肠韧带前方控制肝固有动脉血流，吸尽血液后，稍稍松开拇指，明确出血点后有目的地钳夹或缝扎止血。

2. 在解剖胆囊三角区时，应注意其内有无其他管道通过，只有在完全解剖清楚与明确胆囊管与胆总管间关系的情况下，才能结扎与切断胆囊管。

3. 在结扎胆囊管时，应避免过度牵拉使胆总管成角，从而造成胆总管的误伤与误扎以及引起术后胆管狭窄。

4. 从胆囊床上分离胆囊时，应注意解剖层次，避免层次过深引起肝面的损伤与撕脱，从而造成胆囊床的广泛渗血。

5. 逆行性胆囊切除术因未预先结扎胆囊管，在手术操作过程中可能由于挤压使胆囊结石进入胆总管，因此，在关闭腹腔前，应再次对胆总管进行扪诊，如发现结石，则应行胆总管切开取石。

6. 胆囊息肉不能完全排除早期胆囊癌可能者，应行术中冰冻组织活检，以确定病变性质。如病理学诊断为胆囊癌，应根据肿瘤浸润的深度选择合适的手术方式。

（殷自振　周　建）

第二十六章　脾切除术

一、适应证

1．创伤性脾破裂。

2．各种造血系统疾病如遗传性球形红细胞增多症、遗传性椭圆形红细胞增多症、丙酮酸激酶缺乏症、地中海贫血、自体免疫性溶血性贫血、免疫性血小板减少性紫癜等。

3．原发性脾功能亢进。

4．脾自身的疾病如游走脾、脾囊肿、脾肿瘤、脾脓肿等。

5．肝硬化门静脉高压症引起的脾大、脾功能亢进。

二、操作步骤

1．切口的选择　脾切除常用的切口有三种，左上腹经腹直肌切口、左肋缘下斜切口或上腹正中切口（图 26-1）。选择何种切口主要根据脾的大小和病情而定。对于巨脾的患者可采用左肋缘下斜切口，这种切口对脾的显露较好；而在外伤性脾破裂行脾切除时，因往往可能同时需要兼顾肝、十二指肠等其他脏器的损伤，使用正中切口可较好地满足手术要求。

2．探查　如果为腹部闭合伤，怀疑脾破裂出血，必须准确迅速地控制出血。开腹后，一边吸除积血，一边探查脾门及血块最多的地方。明确脾破裂后，即用右手钝性分开脾膈面的腹膜，将脾向右下侧翻转。同时用左手捏住或用脾蒂钳钳夹脾蒂，暂时阻断脾蒂的血流。如果患者血容量不足、血压不稳定，则可暂时阻断脾蒂控制出血，同时快速补充血容量，待患者血压稳定后再行脾切除术。如仍有活动性出血，则可能合并其他脏器损伤出血，需立即查明，进行相应的处理。对于择期脾切除患者，开腹后，应探查脾的大小、活动度和脾本身病变的性质，以及脾与壁层腹膜之间的粘连程度、侧支循环的多少等。同时探查肝的大小、硬化程度、有无新生物等，必要时可行肝活检、门静脉压力测定。

3．结扎脾动脉进入腹腔后，将胃牵向右侧，剪开胃脾韧带的无血管区，进入网膜囊，显露脾门及胰体尾部。用手指在胰腺尾部上缘扪及迂曲搏动的脾动脉后，分离脾动脉表面的腹膜。从脾动脉鞘内游离出脾动脉，用直角钳带 7 号丝线预先结扎（图 26-2）。游离脾前，预先结扎脾动脉可以使脾内血液经脾静脉回流入体循环，起到自体血液回输的作用。同时又可以使脾缩小，便于手术操作，对防止和处理分离脾时大出血均有帮助。

4．游离脾　脾动脉结扎后，沿胃大弯和脾上极分离脾胃韧带，切断和结扎胃短血管（图 26-3）。分离脾膈韧带及脾结肠韧带。由于脾结肠韧带内有血管走行，因此分离时应予以切断结扎或缝扎，操作时需注意避免损伤结肠（图 26-4）。脾下极处理完毕后，助手用牵开器将切口拉向左上，术者用右手小心将脾翻向内侧，显露出脾肾韧带，通常

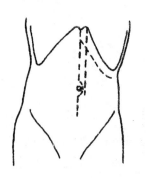

图 26-1　脾切除切口选择

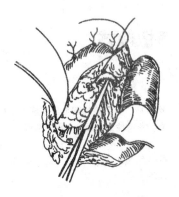

图 26-1　预扎脾动脉

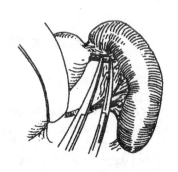

图 26-3　结扎胃短血管

情况下该处缺少血管，可用手指钝性分离。如粘连严重，可沿脾的后外缘自下而上剪开后腹膜，在腹膜外进行分离，如有曲张的血管，应予结扎（图 26-5）。当脾四周的韧带离断后，可将脾搬出切口外，脾窝填以干脾垫压迫止血。

5．处理脾蒂　脾搬出后可清楚显露脾蒂中的血管。脾门部血管有许多分支，约为6 ~ 30 支，均应分别分离、切断后，双重结扎或缝扎。脾蒂完全离断后，脾即可移除。也可用手指或小纱布轻柔地推开胰尾，在脾门血管的主干部加上三把大弯血管钳，在贴近脾门的血管钳的内侧，切断脾蒂（图 26-6）。脾蒂近端先用 7 号丝线结扎，再用 4 号丝线缝扎。

6．缝合脾床和引流　切除脾后，即应仔细检查脾床有无活动性出血。最常见的出血部位可能是脾蒂和胰腺尾部、胃大弯侧胃脾韧带结扎处和脾膈韧带分离区。活动性出血点应予结扎，并用丝线缝合脾床创面止血，褥式缝合胃大弯侧胃脾韧带结扎处，使之浆膜化。脾切除后常于脾窝部放置腹腔引流管一根，于皮肤另做戳口引出，以便于观察有无出血、胰瘘等并发症的发生。

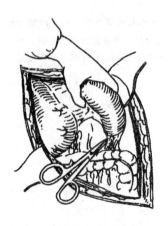

图 26-4　处理脾结肠韧带

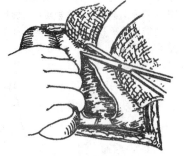

图 26-5　分离脾周粘连

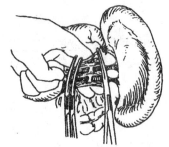

图 26-6　处理脾蒂血管

三、注意事项

1. 一般行脾切除时，术前宜放置胃肠减压管，以利于术中手术野的显露。胃管最好是麻醉成功后，由麻醉师协助放置，这样可减少患者在放置胃管时的不适感。如果患者有凝血功能障碍或有食管胃底静脉曲张，放置胃管时应特别小心。

2. 分离脾动脉时，应在动脉鞘内分离，至动脉背面时，将血管钳从其下缘伸入血管的背面进行分离，不要从上缘向下绕过，否则很容易损伤伴行的脾静脉及其分支。如误伤脾静脉或其分支时，切忌在伤口深处用血管钳盲目钳夹，应以纱布暂时压迫止血，并迅速游离脾，将脾蒂及胰腺尾部游离后，暂时用心耳钳或无损伤血管钳夹住脾蒂，然后看清部位后处理损伤的静脉。

3. 如果手术时脾床部位渗血较多，可用热的生理盐水纱布压迫止血5～10分钟。对于活动性出血，则应予缝扎止血。如果患者需要术中使用血小板，一般在结扎脾动脉后开始输入。

4. 对于因血液病而行脾切除的患者，手术中应注意将副脾一并切除，否则可能复发。副脾多位于脾门或胰尾附近，但亦有在大网膜、胃脾韧带和肠系膜根部等处，应仔细寻找。

5. 在处理脾上极时，操作时必须十分小心，因脾胃韧带有时非常短，分离结扎时，尽量靠近脾放置血管钳，以免损伤胃壁。

6. 如果脾与周围组织粘连严重，也可以在不处理脾周围粘连组织的情况下直接沿脾包膜下分离脾实质，做脾包膜下切除。

（胡广灿　刘永国）

第二十七章 大隐静脉高位结扎、剥脱术

一、适应证

单纯性大隐静脉曲张，凡是具有症状如酸胀、坠重感，曲张静脉分布广泛，又无手术禁忌证者，都应施行手术治疗。

二、大隐静脉高位结扎操作步骤

1. 切口　于腹股沟韧带下方 3～4cm 处，以卵圆窝为中点做一与腹股沟韧带平行的斜切口或纵切口（卵圆窝的体表解剖标志为耻骨结节向外旁开二横指，再垂直向下二横指），长约 6cm（图 27-1）。

2. 结扎各分支　切开皮肤、皮下组织、浅筋膜，显露卵圆窝，解剖大隐静脉与股静脉汇合处（图 27-2）。解剖出旋髂浅静脉、腹壁浅静脉、阴部外静脉及股内、外侧静脉，分别予以结扎切断（图 27-3）。

3. 高位结扎　游离大隐静脉至与股静脉交界处，在距股静脉 0.5～1cm 处结扎并钳夹切断大隐静脉（图 27-4）。近端双重结扎或贯穿缝扎，远端用止血钳暂时钳夹等待剥离。

三、大隐静脉剥脱术操作步骤

1. 将大隐静脉远端用蚊式钳钳夹牵开管口，插入静脉剥离器（图 27-5），暂以丝线结扎控制出血，将剥离器向小腿方向慢慢推进（图 27-6）。当剥离器进至内踝上方后，于该处切一小口，分离切断大隐静脉，远端结扎，近端则结扎于剥离器上（图 27-7）。

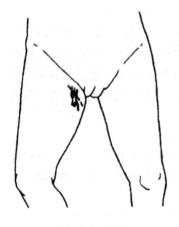

图 27-1　切口

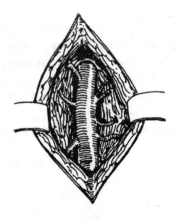

图 27-2　显露大隐静脉分支

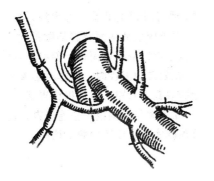

图 27-3　结扎切断大隐静脉分支

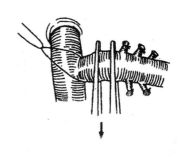

图 27-4　高位结扎大隐静脉

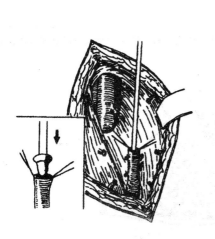

图 27-5　插入静脉剥脱器

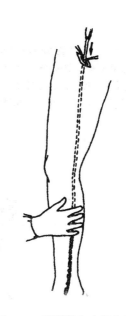

图 27-6　剥脱器向小腿方向推进

然后向上拉出剥离器，将大隐静脉慢慢抽出（图 27-8）。抽除大隐静脉时，应避免使用强力，由助手以棉纱垫压迫大隐静脉床止血，并抬高患肢。若静脉剥离器在推进至膝下受阻时，可于该处切开皮肤，分离、切断大隐静脉、结扎远端，近端结扎于剥离器上进行剥离。远侧的大隐静脉可按上法用细型号的剥离器向小腿方向推进，继续进行抽除。

2．也可先显露内踝处或小腿部大隐静脉，静脉剥离器从内踝或小腿处大隐静脉插入，由静脉上端切口穿出，然后将大隐静脉向小腿方向徐徐抽除。

三、结扎切断交通静脉

严重曲张的大隐静脉分支，常合并交通静脉瓣膜功能不全，高位结扎及主干抽除后并不能消除曲张的静脉，应予以分段剥离切除。切口随曲张静脉部位而定，仔细切开皮肤，在皮下做潜行分离，结扎切断交通支，将曲张静脉充分剥离切除（图 27-9）。

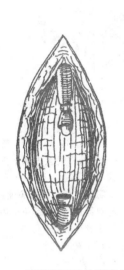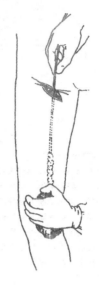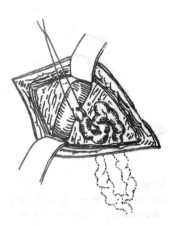

图 27-7　剥脱器远端的静脉处理　　图 27-8　抽除大隐静脉　　图 27-9　切除曲张静脉

四、注意事项

1．术前应仔细检查下肢静脉的瓣膜功能，必要时做深静脉造影。并对重要脏器功能进行全面检查，以对手术的耐受性做出判断。若近期发生急性栓塞性静脉炎、深静脉血栓形成、小腿溃疡有急性感染或有主要脏器功能不全对手术耐受极差者，均应视为手术禁忌。术前还应将曲张静脉的行径和曲张的交通静脉用龙胆紫绘出，以利于术中对曲张的大隐静脉分段切除并将瓣膜功能不良的交通静脉充分剥离切除。

2．术中应注意大隐静脉分支的解剖变异，应充分暴露，分别予以结扎、切断。若有遗漏，术后容易复发。

3．术后处理

（1）患肢均应用弹力绷带或弹力袜套加压包扎，以防剥离部位出血，也可预防静脉炎。

（2）抬高患肢 20°～30°，以利于下肢静脉回流，降低下肢静脉压。

（3）鼓励患者早期离床活动，有利于下肢静脉回流，防止深静脉血栓形成。

4．术后 10 天拆线，但弹力绷带或袜套最好应用 3～5 周。

（武庆杰　李忠存）

第二十八章　骨科常用治疗技术

第一节　石膏固定技术

一、石膏固定的原理及优缺点

1. 原理　将无水硫酸钙粉散布在特制的网眼纱布绷带上制成石膏绷带，入水浸泡，形成长条状结晶体，互相交织，十分坚固。石膏绷带浸水后缠绕在肢体上数层，制成管型石膏；也可多层重叠制成石膏托，凝固成坚固的硬壳，对患肢起良好的固定作用。

2. 优点　可塑性强，可依肢体的外形进行塑形，固定可靠，便于实施骨折的三点制动作用，易于校正骨折固定后的畸形，有利于观察创面。

3. 缺点　无弹性，不能随时调节松紧度，不宜使用固定垫，固定范围较大，不利于进行肢体功能锻炼。

二、适应证

1. 开放性骨折行清创术后，伤口愈合之前不宜使用小夹板者。

2. 作为某些骨折切开复位内固定术后，如下肢骨折髓内钉或钢板螺丝钉内固定术后的辅助性外固定。

3. 脊柱骨折。

4. 关节扭伤、韧带撕裂、关节脱位整复后。

5. 神经吻合、肌腱修复、显微外科手术、关节融合术及畸形矫正术后，骨与关节需维持特殊的固定位置者。

6. 骨与关节感染的制动，有助于减轻疼痛、消肿及炎症的局限，并可防止关节挛缩畸形及病理性骨折、脱位。

7. 骨关节炎（骨关节病）。

三、器材

适当规格的石膏绷带，温水（35～40℃）、石膏刀、撑开器、电锯、剪刀、衬垫物（棉垫、袜套）、石膏台、水桶、红蓝色铅笔等。

四、石膏固定技术的操作要领

1. 皮肤应清洗干净，有伤口者更换敷料，纱布、棉垫和胶布条均纵行放置。

2．肢体关节固定在功能位或所需要的特殊位置，并抬高患肢，以有利于减轻、消除肿胀。

3．包石膏绷带的基本手法　将石膏绷带沿肢体表面滚动粘贴于肢体上，切忌拉紧石膏卷紧缠上去，动作敏捷正确，由近至远，松紧适度，层次均匀，依次盖住石膏圈的下 1/3，宜用手掌充分塑形，以增强固定效能，切忌以指端挤压石膏，以防局部压迫皮肤产生溃疡（图 28-1）。

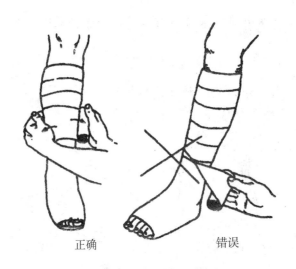

正确　　　　错误

图 28-1　包石膏绷带的基本手法

4．露出指（趾），以便观察肢体血供及感觉、运动功能。

5．石膏未凝固前不宜改变肢体位置，以免折断石膏，影响固定效果。石膏定形后（一般需 5 ～ 8min）修整切去多余部分，用红蓝铅笔注明石膏固定的日期、预定拆除石膏的日期和诊断。有伤口者，应对准伤口，在石膏上划好开窗位置。

6．肢体肿胀消退后，若石膏过松，失去固定效能，应及时更换。

7．石膏固定期间，应进行肌肉主动舒缩功能锻炼，以改善血供，延缓和减轻肢体失用性萎缩。

五、石膏绷带的应用方法

当前石膏绷带的应用依据操作技术分为有衬垫石膏和无衬垫石膏两种，前者于包裹石膏绷带部位的体表套以纱套或包缠棉卷等作衬，关节或骨隆凸处需重点加棉垫以防压迫（图 28-2），其特点是固定舒适，易于掌握，勿需密切观察。后者即除在骨隆突部位及石膏的上、下端以纱布、棉纸保护外，其他部位直接与石膏绷带粘贴，其特点是固定确切、技术要求高，需密切观察。

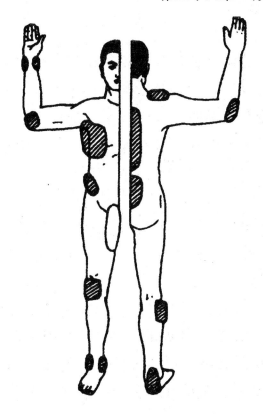

图 28-2　石膏衬垫常用部位

六、常用石膏类型

常用石膏类型包括石膏托、石膏夹板、石膏管型、躯干石膏（头颈胸石膏、颈胸石膏、石膏围领、石膏床），髋穗形石膏等（图 28-3）。

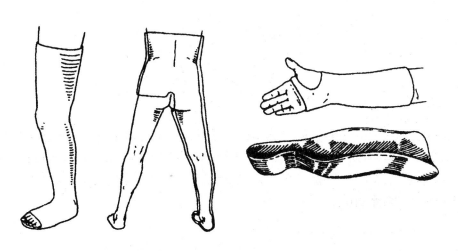

图 28-3　常用石膏类型

第二节　小夹板固定技术

一、原理及优缺点

采用与肢体外形相适应的特制夹板作为外固定材料，借助各种类型的压垫形成两点或三点着力挤压点，外用4条布带以适宜的松紧度缚扎固定骨折，防止断端移位的外固定技术，称为小夹板固定。其优点是能有效地防止发生成角、旋转和侧方再移位，固定范围小，便于进行功能锻炼。缺点是不适用于关节内及关节邻近骨折，亦不宜用于开放性骨折，使用不当可引起压迫性溃疡乃至缺血性肌挛缩。

二、适应证

通常仅用于四肢长管状骨闭合性骨折，禁用于错位明显的不稳定性骨折、开放性骨折或合并皮肤损伤、感染、血供障碍者，躯干骨折、关节内骨折、昏迷及肢体丧失感觉功能者。

三、操作要点及注意事项

1．根据骨折的具体情况，选好适当的夹板、压垫、绷带、束带。
2．选择的压垫大小合适、位置合理准确，并以胶布固定，以免移动。
3．捆绑束带用力均匀，松紧适度，以在夹板上、下移动1cm为宜。
4．操作完毕应检查伤肢末端的血供及感觉功能，并行X线检查了解复位情况。
5．固定后3天内密切注意观察伤肢血供及感觉情况，并及时调整束带松紧度，以后定期每周复查直至骨折愈合。
6．固定期间指导患者合理、正确地进行功能锻炼。

第三节　牵引技术

一、牵引的原理及类型

牵引是骨科常用的基本治疗技术之一，兼有复位和固定作用，它是借助持续、适当的牵引力和对抗牵引力的作用，使骨折、脱位整复并维持复位，对炎症肢体进行制动，预防和矫治肢体软组织挛缩畸形的一项治疗技术。临床上常用的持续牵引技术有持续皮肤牵引和持续骨牵引两种。

二、持续皮肤牵引

持续皮肤牵引是借助粘贴在患肢皮肤上的宽胶布条或乳胶海绵条，通过滑车装置，用重物在肢体的远端施加持续牵引，使牵引力经肌肉在骨骼上的附着点，传递到伤患处，以达到复位、固定、松解软组织挛缩的目的。皮肤牵引所需的器材较简单，包括胶布或乳胶海绵条、扩张板、牵引座、牵引砝码、绷带、棉纸、牵引绳、滑轮、牵引支架及床脚木垫等。

（一）适应证

1．小儿股骨干骨折，牵引重量不超过 3kg。

2．成人股骨骨折、骨盆骨折无明显移位者。

3．小儿关节挛缩或成人轻度关节挛缩。

4．牵引过程中务必每日检查牵引角度、重量及力线，双侧牵引应注意两侧的角度、长度保持平衡。

5．注意胶布或乳胶海绵条有无松动及滑脱，皮肤有无反应并及时予以纠正、处理。

6．小腿牵引胶布及包缠绷带应避开腓骨头颈部，以防压迫腓总神经引起损伤。

7．指导患者正确地进行功能锻炼。

三、持续骨骼牵引

借助贯穿骨端松质骨内的骨圆钉、不锈钢针或手巾钳，通过滑车装置，使牵引力直接经骨骼抵达伤患处，以达到复位、固定、制动及松解软组织挛缩的目的，该项技术称之为骨骼牵引。其优点是牵引力集中，牵引重量和牵引时间可根据需要有效地进行调整，故其牵引效果明显优于皮肤牵引。但因其损伤骨质，不宜滥用，尤其对处于骨骼发育阶段的儿童及青少年应尽可能地少用或不用，否则会损伤骨骺，影响生长发育。

（一）适应证

1．成人长管状骨不稳定性骨折，颈椎、骨盆、髋臼骨折并中心性脱位。

2．股骨、胫骨开放性骨折，骨折部皮肤损伤或软组织缺损。

3．已感染的开放性骨折。

4．陈旧性股骨颈骨折合并髋关节周围软组织挛缩。

（二）器材

骨骼牵引器材包括骨牵引器械包、牵引弓、牵引绳、滑车、牵引支架、牵引床、牵引座、牵引砝码、床脚木垫等。

（三）操作步骤

1．选择穿针部位并定位：依据骨折部位、患者年龄等决定穿针部位。如股骨髁上牵引和胫骨结节牵引穿针点均有其较为固定的部位（图 28-4）。现将常用骨牵引的穿针部位分述如下：

（1）股骨髁上牵引。适用于有移位的股骨骨折、有移位的骨盆骨折、髋关节中心脱位和陈旧性髋关节后脱位。将患肢置于布朗支架上，于髌骨上缘近侧 1cm 处画一条与股

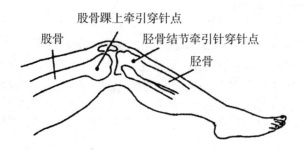

图 28-4　股骨髁上及胫骨结节牵引针穿入点

纵轴垂直的横线（老年人定位宜偏上，年轻人定位宜偏下），再沿腓骨小头前缘与股骨内髁隆起最高点，各做一条与髌骨上缘横线相交的垂直线相交于两点，即为穿针的进出口。为避免误伤内收肌管内的血管神经，宜选择自内向外穿针（图 28-5）。

（2）胫骨结节牵引。适应证与股骨髁上牵引类似，但较股骨髁上牵引常用。将患肢放在布朗架上，自胫骨结节下方 1cm 处画一条与胫骨结节纵轴垂直的横线，以此交点为中心，向内外两侧各 2～3cm 处画两条与纵轴平行的纵线，且与横线相交于两点即为穿针进出点（老年人骨质疏松标记点宜偏下，年轻人骨质坚硬，标记点宜偏上）。为防止误伤腓总神经，宜自外向内穿针。

（3）跟骨牵引。适用于胫腓骨不稳定性骨折、髋膝关节轻度挛缩畸形的早期治疗。置踝关节于功能位，自内踝尖端至足跟后下缘连线的中点为穿针进出点，宜自内向外进针，以免误伤踝管内的神经、血管（图 28-6）。

（4）颅骨牵引（图 28-7）。适用于颈椎骨折和脱位，特别是骨折脱位伴有脊髓损伤者。剃光全部头发，仰卧位，颈部两侧用沙袋固定，沿头顶正中画一矢状线，再沿两侧乳头间向上画一冠状线，使两线相交，以此为中心沿冠状线向两侧各 4cm 处分别画一交点即为钻孔点。

2．消毒　术者应按外科无菌操作要求常规洗手、戴无菌手套，手术野消毒并铺无

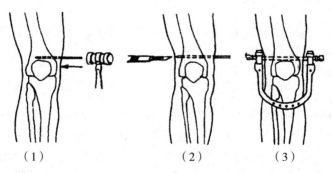

（1）　　　　　　　　（2）　　　　　　　　（3）

图 28-5　股骨髁上牵引

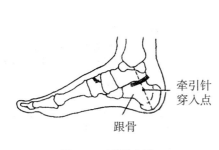

图 28-6　跟骨牵引

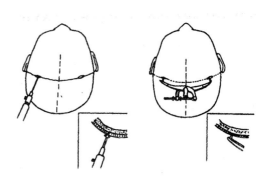

图 28-7　颅骨牵引

菌巾保护。

3．麻醉　均选用局部浸润麻醉。

4．穿针　选择直径、长度适宜的史氏针，自入口点呈水平方向刺入皮肤并经皮下达骨质，用钢锤叩击针尾，贯穿骨质，并注意校正穿针在水平方向和上下方向的偏斜变位，保持穿针两端外露部分等长。颅骨牵引则以安全钻头与颅骨的弧度呈垂直方向钻穿颅骨外板（成人 4mm、儿童 3mm）。然后插入颅骨牵引弓的钉钩，并拧紧牵引弓上的两个相对应的螺旋进行固定，防止松脱或向内刺入颅内。

5．安装牵引弓　注意将其固定。

6．牵引　按病情需要放置牵引重量，调整牵引力线，实施牵引。

7．保护针尖　于针尖套以软木塞或抗生素瓶，以防针尖误伤人体或被褥。

8．检查　上述程序完毕后，对整个牵引装置进行检查并予以校正。

（四）注意事项

1．根据患者的年龄、性别、肌肉发达程度、软组织损伤情况、骨折脱位部位选择合适的牵引重量、牵引部位和正确的定位及穿针方向。

2．经常检查牵引针两侧有无阻挡，以免影响牵引效果。针眼处有无红肿、渗液及分泌物等，必要时可涂以碘酒等药物，保持针眼处皮肤清洁干燥，如有明显感染，又无法控制，应将其拔除，并依据病情更换其他牵引或改换牵引部位。

3．注意观察患肢血液循环及感觉和运动功能。

4．牵引期间务必每日观测患肢长度；牵引最初数日内行 X 线检查，及时了解骨折复位情况，以便随时调整牵引重量。牵引重量太重，可引起过度牵引，导致骨折端分离移位，且可引起血管痉挛，使肢体及骨折部血供不足，导致骨折延迟愈合或不愈合；牵引重量太轻，则不能达到复位和固定的目的，导致畸形愈合。

5．根据骨折近端移位方向，纠正、调整牵引力线，保持牵引力线与肢体纵轴一致，并注意下肢牵引抬高床尾、颅骨牵引抬高床头，以便保持对抗牵引。

（五）牵引时间

一般不宜超过 8 周。

195

（六）牵引过程中

鼓励和指导患者进行功能锻炼，防止肌肉萎缩及关节僵硬。

（唐立群　许大勇）

第二十九章 执业医师考试实践技能训练

第一节 换药术

一、目的

检查伤口，进行消毒，清除伤口分泌物，去除伤口内异物和坏死组织，通畅引流，控制感染，促进伤口愈合。

二、适应证

1. 术后无菌伤口，如无特殊反应，可 3～5 天后换药。
2. 感染伤口，分泌物较多，应每天换药 1 次。
3. 新鲜肉芽创面，隔 1～2 天换药 1 次。
4. 严重感染或置引流的伤口及粪瘘等，应根据其引流量的多少，决定换药的次数。
5. 烟卷引流伤口，每日换药 1～2 次，并在术后 12～24 小时转动烟卷，并适时拔除引流。潘氏引流条引流，常在术后 48 小时内拔除。橡皮管引流伤口，术后 2～3 天换药，引流 3～7 天更换或拔除。

三、准备工作

1. 换药前半小时内不要扫地，避免室内尘土飞扬；了解患者的伤口情况，穿工作服、戴口罩帽子，洗净双手。
2. 物品准备：无菌治疗碗两个，盛无菌敷料；弯盘 1 个（放污染敷料）；镊子 2 把；剪刀 1 把；备酒精棉球、干棉球、纱布、引流条、生理盐水，胶布等。
让患者采取舒适的卧位或坐位，利于暴露创口，冬天应注意保暖。

四、操作方法

1. 用手取下外层敷料（勿用镊子），再用镊子取下内层敷料。与伤口粘住的最里层敷料，应先用盐水浸湿后再揭去，以免损伤肉芽组织或引起创面出血。
2. 用两把镊子操作，一把镊子接触伤口，另一把接触敷料。用酒精棉球清洁伤口周围皮肤，用盐水棉球清洁创面，轻沾吸去分泌物。清洗时由内向外，棉球的一面用过后，可翻过来用另一面，然后弃去。
3. 分泌物较多且创面较深时，宜用生理盐水冲洗，如坏死组织较多，可用过氧化氢溶液或其他消毒溶液冲洗。填入引流物。

4. 高出皮肤或不健康的肉芽组织，可用剪刀剪平，肉芽组织有较明显水肿时，可用高渗盐水湿敷，一般创面可用消毒凡士林纱布覆盖，上面加盖纱布或棉垫，包扎固定。

（许大勇　刘永国）

第二节　拆线术

一、适应证

1. 无菌手术切口，局部及全身无异常表现，已到拆线时间，切口愈合良好者。

2. 伤口术后有红、肿、热、痛等明显感染者，应提前拆线。

3. 各部位拆线时间：面颈部 4 ~ 5 日拆线；下腹部、会阴部 6 ~ 7 日；胸部、上腹部、背部、臀部 7 ~ 9 日；四肢 10 ~ 12 日，近关节处可延长一些，减张缝线 14 日方可拆线。

二、禁忌证

遇有下列情况，应延迟拆线：

1. 严重贫血、消瘦，轻度恶病质者。

2. 严重失水或水电解质紊乱尚未纠正者。

3. 老年患者及婴幼儿。

4. 咳嗽没有控制时，胸、腹部切口应延迟拆线。

三、操作方法

1. 取下切口上的敷料，用乙醇由切口向周围消毒皮肤一遍。

2. 用镊子将线头提起，将埋在皮内的线段，拉出针眼之外少许，在该处用剪刀剪断，以镊子向剪线侧拉出缝线。

3. 再用酒精消毒皮肤一遍后覆盖纱布，胶布固定。

（周　建　武兴汝）

第三节 开放性伤口的止血包扎

一、准备工作

消毒钳、持针器、镊子、缝合线、剪刀、引流条或橡皮膜，外用生理盐水、消毒纱布、棉垫、绷带、胶布、夹板等。

二、清洗去污，伤口处理

除去伤口周围污垢油脏物，用外用生理盐水清洗创口周围皮肤，消毒伤口麻醉，切除失去活力的组织，必要时可扩大伤口，再用过氧化氢溶液反复清洗、止血，缝合伤口，无菌纱布或棉垫覆盖伤口，胶布固定。

三、夹板固定，操作正确

夹板长度超过膝关节，上端固定至大腿，下端固定至踝关节及足底。膝关节、踝关节处垫以敷料再以绷带捆扎。

（许大勇　唐立群）

附 执业医师技能考核试题

1. 开放性伤口的止血包扎（在医学模拟人上操作，胫骨开放性骨折）（12分）

（1）准备工作。（2分）

准备消毒钳、持针器、镊子、缝合线、剪刀、引流条或橡皮膜、外用生理盐水、消毒纱布、棉垫、绷带、胶布、夹板等。

（2）清洗去污，伤口处理。（5分）

除去伤口周围污垢油脏物，用外用生理盐水清洗创口周围皮肤，消毒伤口麻醉，切除失去活力的组织，必要时可扩大伤口，再用过氧化氢溶液反复清洗、止血，缝合伤口，无菌纱布或棉垫覆盖伤口，胶布固定。

（3）夹板固定，操作正确。（5分）

夹板长度超过膝关节，上端固定至大腿，下端固定至踝关节及足底。膝关节、踝关节处垫以敷料再以绷带捆扎。

2. 清洁伤口换药（在医学模拟人上以脾切除术后为例进行操作）（8分）

（1）取、开换药包正确。（2分）

（2）伤口处理正确。（1分）

（3）覆盖消毒纱布及胶布粘贴方向正确，长度适中。（2分）

（4）整个换药过程操作流畅、正确。（2分）

3. 患者男性，急性阑尾炎术后，请你戴无菌手套、清洁伤口换药（在医学模拟人上进行操作）（20分）

（1）取、开换药包正确。（4分）

（2）戴无菌手套。（5分）

打开手套包，取出手套。左手捏住手套反折处。右手对准手套，5指插入戴好。（2分）

已戴手套的右手，除拇指外4指插入另一手套反折处，左手顺势戴好手套。（3分）

（3）伤口处理正确。（5分）

先用手取下外层敷料（不用镊子），再用镊子取下内层敷料，与伤口粘住的最里层敷料，应先用生理盐水浸湿后再揭去。

（4）覆盖消毒纱布及胶布粘贴方向正确，长度适中。（3分）

（5）整个换药过程操作流畅正确。（3分）

4. 患者女性，右乳头下方脓肿，切开引流第二天，现由你进行换药（需戴无菌手套，在医学模拟人上进行操作。提示：自取换药碗并检查和准备换药物品）（20分）

（1）准备工作。（3分）

物品准备，无菌治疗碗两个（盛无菌敷料）；弯盘一个（放污染敷料）；镊子两把、剪刀一把、备酒精棉球、纱布、引流条、生理盐水、胶布等。

（2）戴无菌手套。（5分）

打开手套包，取出手套，左手捏住手套反折处，右手对准手套，5 指插入戴好。
（2 分）

已戴手套的右手，除拇指外 4 指插入另一手套反折处，左手顺势戴好手套。（3 分）

（3）伤口处理正确。（6 分）

先用手取下外层敷料（不用镊子），再用镊子取下内层敷料。（或用两把镊子操作，一把镊子接触敷料、取敷料；一把镊子镊酒精棉球清洁伤口和周围皮肤）。若伤口有分泌物则用盐水棉球清洁创面，轻沾吸去分泌物，分泌物较多，且创面较深时，用生理盐水冲洗后放入引流条。

（4）覆盖消毒纱布及胶布粘贴方向正确，长度适中。（3 分）

用消毒凡士林纱布覆盖，加棉垫或纱布包扎固定。

（5）整个换药过程操作流畅正确。（3 分）

5．患者女性，21 岁，因车祸右小腿开放性骨折，请你随救护车去现场做开放性伤口的止血包扎及急救处理（在医学模拟人上操作）（提示：应先准备急救物品）（20 分）

（1）急救箱准备。（2 分）

准备消毒钳、持针器、镊子、缝合线、剪刀、过氧化氢溶液、75% 乙醇溶液、外用生理盐水、消毒纱布、棉垫、绷带、胶布、夹板等。

（2）伤口处理，清洗去污（5 分）测血压。

暴露右腿，除去伤口周围污垢油脏物，用外用生理盐水清洗创口周围皮肤，消毒或用过氧化氢溶液反复清洗。

（3）止血。（5 分）

在右大腿中、下 1/3 交界处，用止血带结扎止血，松紧度以停止出血、远端（足背）摸不到足背动脉搏动为宜。

（4）夹板固定，操作正确。（5 分）

夹板长度超过膝关节，上端固定至大腿，下端固定至踝关节及足底。膝关节、踝关节处垫以敷料再以绷带捆扎。也可将患者两腿并拢用绷带捆扎之（简易固定法）。

（5）提问：止血带一般应多少时间放松一次？止血带结扎时间最长不得超过多少小时？（3 分）

答：一般应每小时放松一次，每次放松 1 至 2min，再次上止血带。止血带结扎时间最长不超过 5h。

6．在抢救现场，有男性伤员下颌受刀伤，流血不止。现请你现场紧急救护，做开放性伤口的止血包扎（在人体上操作，提示：注意准备急救物品）（20 分）

（1）急救箱准备物品。（2 分）

准备消毒钳、持针器、镊子、缝合线、三角针、剪刀、外用生理盐水、75% 乙醇溶液、过氧化氢溶液、消毒纱布、棉垫、绷带、三角巾、胶布等。

（2）清洗去污，伤口处理。（9 分）

清洁创面：除去下颌伤口周围污垢油脏物，用外用生理盐水清洗创口及周围皮肤。（3 分）

伤口消毒：用 75% 酒精棉球，自伤口处向周围消毒，必要时还可用过氧化氢溶液清

洗。(3分)

止血：用消毒纱布压迫止血，再用一块或两块纱布或棉垫覆盖伤口。(3分)

三角巾包扎（9分）

将三角巾叠成3指宽带状，放于下颌伤口敷料处。(3分)两手将带巾两底角分别经耳部向上提，长的一端绕头顶与短的一端在颞部交叉成十字。(3分)

（或用绷带包扎：一手持绷带放于下颌伤口敷料处托住敷料，一手将绷带经耳部、颞部向上经头顶，环绕至另一侧经颞部、耳部至下颌，反复绑扎4至5圈，当绷带绕至颞部时进行反折，使绷带成水平环绕，经额、颞、耳部、枕部，如此环绕包扎4至5圈固定。）

7. 胸外心脏按压（在医学模拟人上示意操作）(12分)

（1）是否注意患者需垫板或硬质床。(1分)

（2）施术者手掌在患者胸前着力点选择正确。(2分)

考生两手掌重叠，一手掌置于患者胸骨中、下1/3交界处的正中线上，另一手掌置于其手背上，手指不触及胸壁。

（3）按压动作正确。(4分)

（4）按压频率与力度（按压深度）正确。(2分)按压为速率80～100次/分，下压深度为3～5cm。

（5）是否注意保持患者气道通畅。(2分)

应让模拟人头向后仰，将下颌推向前上方，使患者呼吸道通畅，如有呕吐物应注意清除。

（6）以下5个指标中，能描述胸外心脏按压2个有效指标（1分）。

1）颈动脉搏动。

2）原扩大瞳孔再度缩小。

3）出现自主呼吸。

4）神志逐渐恢复，睫毛反射与对光反射出现。

5）面色、口唇、指甲及皮肤等色泽再度转红。

（文兆峰　张金刚）